产后调理:

祛病·美颜·塑形三部曲

熊瑛 主编

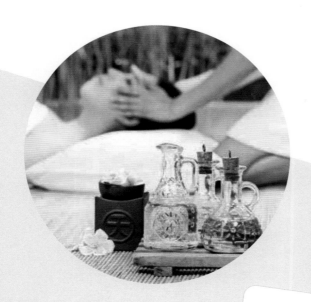

黑龙江科学技术出版社
HEILONGJIANG SCIENCE AND TECHNOLOGY PRESS

图书在版编目（CIP）数据

产后调理:祛病·美颜·塑形三部曲/熊瑛主编.
--哈尔滨:黑龙江科学技术出版社,2017.9
　　ISBN 978-7-5388-9207-9

　　Ⅰ.①产… Ⅱ.①熊… Ⅲ.①产褥期—妇幼保健—基
本知识 Ⅳ.①R714.6

　　中国版本图书馆CIP数据核字(2017)第088996号

产后调理：祛病·美颜·塑形三部曲
CHANHOU TIAOLI: QUBING·MEIYAN·SUXING SAN BU QU

主　　编	熊　瑛
责任编辑	刘　杨
摄影摄像	深圳市金版文化发展股份有限公司
策划编辑	深圳市金版文化发展股份有限公司
封面设计	深圳市金版文化发展股份有限公司
出　　版	黑龙江科学技术出版社
	地址：哈尔滨市南岗区公安街70-2号 邮编：150007
	电话：(0451)53642106　传真：(0451)53642143
	网址：www.lkcbs.cn　　www.lkpub.cn
发　　行	全国新华书店
印　　刷	深圳市雅佳图印刷有限公司
开　　本	723 mm×1020 mm　1/16
印　　张	10
字　　数	140千字
版　　次	2017年9月第1版
印　　次	2017年9月第1次印刷
书　　号	ISBN 978-7-5388-9207-9
定　　价	35.00元

PREFACE 前言

做妈妈，更要做光彩照人的女人

把一个新生命带到这个美丽的世界，每一位母亲的心中既充满了惊奇又满是喜悦。但是经历过怀孕和生产后，新妈妈们的身体多多少少会出现一些状况，如身材变形，出现妊娠纹、黑眼圈、黄褐斑、乳房松弛下垂等外在变化让新妈妈们烦闷懊恼，有些新妈妈为此还出现了产后抑郁。在这个"看脸"的时代，既要做一位优秀的母亲，又不能把女人的天性压抑了——健康和光彩照人。看看身边的辣妈，不仅照顾宝宝是一把好手，更是把自己拾掇得穿衣有型、肌肤有"光"。而对于宝宝来说，看见一个健康富有魅力的妈妈更是充满阳光。可见，每一位母亲，首先的身份是女人，对美的需求和渴望是刚性而又迫切的。妈妈们都希望在产后能迅速调养好身体，让身体远离病痛，并恢复产前的健康和自信的自己。

一般来说，产后调养分为三个阶段：

第一步是身体调理。把自己的身体调理好，不落下月子病，以免疾病缠身。

第二步是美容。修复我们的肌肤，让皮肤恢复孕前光彩照人的状态。

第三步是身体塑形。恢复产前苗条的身形，让步伐更轻盈。

怀孕生产对女性来说，是一次身心的革命。生产后，大多数妈妈将自己的生活重心放在宝宝身上，虽然自己也需要调养，但由于新妈妈们对自己身体急剧的变化并不了解，同时，因照顾宝宝消耗大量精力而让自己身心疲惫，太过于繁琐的产后调理方法让她们望而却步。近年来，传统医学中的艾灸、刮痧、推拿、拔罐等特色外治法，以其简便、廉价、特效的优势备受推崇。如果每一位母亲能多了解自己的身心变化常识，再加上产后月子里正确的饮食调理，那么产后妈妈们的烦忧便可迎刃而解。一个光彩照人的女人对于家庭的和谐及宝宝的健康成长都大有裨益。

鉴于此，本书从了解产后身体的病症和调理、美容养颜的方法与饮食调理三方面入手，分别讲述了乳房、生殖器官、形体的相关疾病知识，从疾病的诊断、病因、食疗食养、经络治疗、药物治疗、保健护理等内容展开，帮助妈妈们更详细地了解患上妇科疾病后，自己需要怎样调养，学会自我检查，治疗后做好调养与保健，从生活细节做起，调整生活节奏，改变不利于健康的生活方式，重新找回自信，做一个光彩照人的母亲！

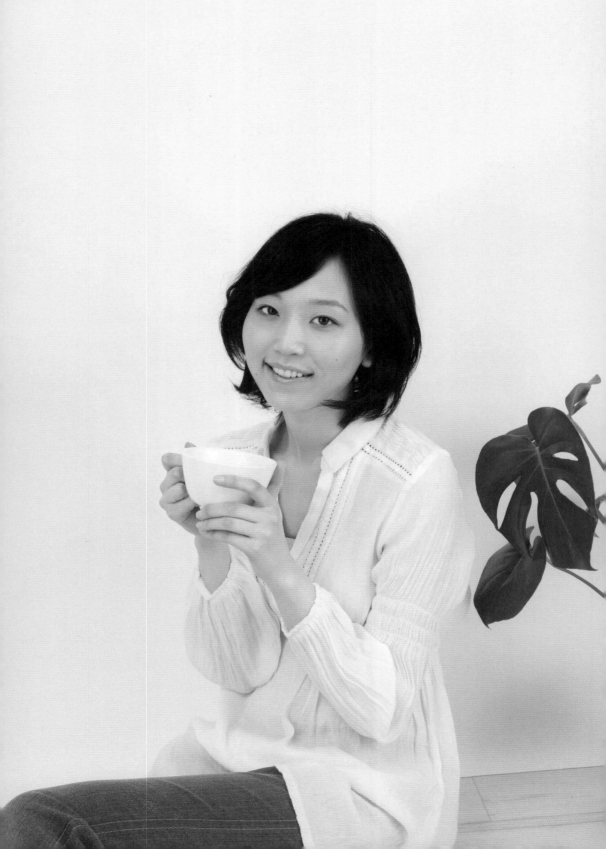

CONTENES 目录

第三章 三部曲：产后调理——塑形

第四章　产后调理的健康饮食方，女人不要怕胖！

第五章　产后妈妈们最关心的九个问题

第一章

一部曲：产后调理——祛病

怀孕后体内激素变化会使关节和体内器官变得松弛，产后为了尽快复原，身体需要保持温暖状态。如果在充分复原前受凉，容易令血液循环不畅，导致日后出现关节疼痛。所以产后调理影响着新妈妈日后的健康，如果新妈妈不注意调理好自己的身体，就容易落下病根，难以治愈。

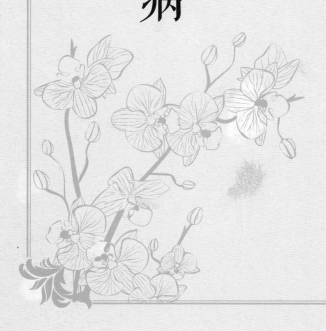

《黄帝内经》，女人必须补这堂生命课

古往今来女性话题的探索与研究

如今国学热了，传统文化正逐渐回归人们的视野。不少现代女性在书海中穿梭时，对《黄帝内经》产生了浓厚的兴趣。我们都知道，人类文明经历过三次变革，即原始社会的初始文明，接着是母系时代，然后是迄今尚未结束的父权时代。而恰恰古代医学巨作《黄帝内经》所体现出来的是一种对人类生命关怀的女性式的慈悲，因而可以看出，古代医学最初研究的话题是包含女性在内的。

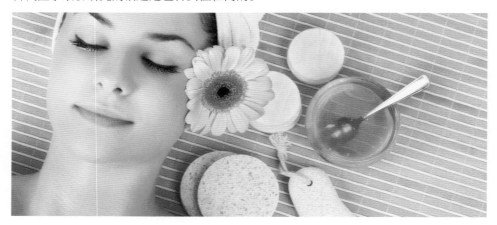

医学奇书——《黄帝内经》

成书于2000多年前的《黄帝内经》被誉为中国奉献给世界的三大奇书之一。《黄帝内经》是中国现存较早的重要医学经典，在整个中医的发展过程中起着重要的作用。该书中阐述的理论，指导着整个中医学术的发展，是学习中医不可缺少的经典读物之一，也是现代中医学院学生学习中医时必读的医书之一。在现在热火朝天的中医养生潮流中，也有不少人把《黄帝内经》视若珍宝。

女性特殊的生理特点

女性最特殊的生理就是妊娠和产育。从受孕到分娩这个阶段，称为"妊娠"。妊娠的意思就是怀孕，妊娠是西医的说法，而中医则称为怀孕。受孕的条件在于肾气充盛，天癸成熟，冲任二脉功能正常，男女两精相合。一旦怀孕，身体就会出现各种明显的变化，最明显的表现就是在此期间月经停止来潮。此时，脏腑和经络中的气血会下注于冲任二脉，以养胎元，这也是许多孕妇在怀孕期间出现"血感不足，气易偏盛"的原因。

女性是生命的开端，是生命的承载

都说女人是感性动物，男人是理性动物，为什么会有这种说法呢？这是因为女性特殊的生理构造，赋予了女性与生俱来就区别于男性的特质。

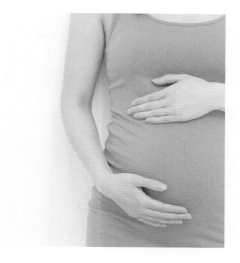

女七男八，这是生命节律的不同；怀孕生子，这是生存使命的不同。古人研究女性，源于对生命的敬畏；我们研究女性，源于对自己的保护。只有真正了解和懂得自己的身体，才能学会支配和调节，否则当我们的身体出现问题时，就会措手不及，甚至无从下手。

女性是种族生命衍化的开端，在中国母系文化鼎盛时期，女性是生命、种族衍化的主角。古人造的好多字都离不开"女"字，一个"媚"字，即将女子的风情万种描绘得入木三分；一个"姓"字便将女性在繁衍生命过程中的主导地位体现得淋漓尽致。而大家整天所念叨的天地，天即代表阳，地则代表阴。"地"字的"土"字旁代表地之体，"也"代表阴。"也"字在《说文解字》里面就是"女阴也"，"也"就是女阴之形。

在中国古代神话里，女性大多与长生有诸多的关系。我们所熟悉的嫦娥仙子是众多女子羡慕的对象，为什么？因为她拥有永远不会衰老的美丽容颜。嫦娥因为偷吃了后羿的长生不老药，飞上广寒宫，独居高处，至此人间的沧桑变化再与她无关。那么，后羿的长生不老药是谁给的呢？此人是住在瑶池仙境的西王母，她是掌管人类生死大权的神，可以让人生，亦可让人死。

当然，这只是传说，传说往往都带着夸张和神秘的色彩，但这也从侧面说明了一个问题，女性从古至今都是人类文学不可或缺的话题。这也是中医学要研究女性的原因，因为一直以来，女性都是万物生命开端和延续的载体，是不可或缺的一部分。从中医学单独把妇科归为一个学科来研究这点来看，便可知晓一二了。

女人产后坐月子

女人的一生有三个健康关键时期：经期、孕产期、更年期，其中孕产期是最重要的，所以在孕产期把身体调理好意义重大。按照中国人的传统习惯，在孕产期，最重要的调理方式就是"坐月子"。

"坐月子"实际上也是产妇整个生殖系统恢复的过程，而恢复得好不好，则直接影响到产妇的健康。坐月子这段时间正值产妇的"多事之秋"，各种疼痛和不适接踵而来，同时民间又有许多关于"坐月子"的陈规旧俗，这也给很多产妇带来困惑和压力。

只有通过科学、正确的方法把月子"坐"好，才能恢复身体的元气，使产后妈妈更加明亮动人。

产后注意静养，不要让自己疲劳，但决不要整月躺在床上。通常，在宝宝出生后应该尽早下地走动。产后要注意观察子宫的恢复情况，要记得在产后 6～8 周后去医院做产后检查。同时，保持精神愉快，合理安排饮食，保持清洁卫生。从产后的第二天起，就可以和往常一样，正常地梳头、刷牙、漱口了。梳头会使血液通畅，精神饱满。如果牙龈有点问题，可以先用纱布包住手指进行刷牙，可活血通络、牢固牙齿。坚持在月子里进行必要的身体锻炼，做一些产后体操，可以很好地恢复体质、体形。绝对避免性生活，女性的生殖器官经过妊娠和分娩的变化造成的创伤，必须经过一段时间才能恢复正常，产妇身体的全面恢复需要 56 天。正常分娩 56 天后，才能开始性生活，而且最好是月经恢复后再开始性生活。产钳及缝合术者，在伤口愈合，且瘢痕形成后才能开始性生活。若是剖宫产，那就至少要等到 3 个月以后了。

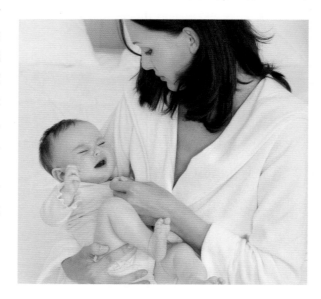

适合产后调理的中医外治法

产后妈妈在坐月子期间一般说来身子骨比较弱，容易感染风寒，继而患上月子病。如果不小心生了病，孩子要哺乳，自己的身体要恢复，两边都要时间和精力，简直是分身乏术。应该选择什么样的方法调理才能方便有效呢？

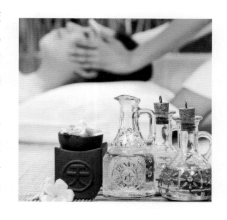

平常我们如果感觉头疼，都会不自觉地做一个动作，那就是按压一下头部的太阳穴。对，这种按压方法即是我们常常用到的保健法之一——按摩法。说也奇怪，就按那么一会儿，头痛真的减轻了不少，这种自然的做法也许是出于习惯，又或许是出于本能，我们都不会太在意，但它其实是一种中医外治法。因它比较简单实用而被大家所熟知，而诸如针灸法、热敷法、药浴法、烟熏或蒸汽熏法、拔罐法等，就像是养在了深闺之中，所以很多人还未识。

外治法起源于史前，早在远古时代，那时人类大多聚居在山野之中，为了生存，经常四面受敌，不仅要与野兽搏斗，与天灾野火严寒酷暑抗争，还会跟部落人群发生冲突，有斗争就会有伤亡，所以受伤、流血、感染等问题时有出现。为了防止伤口感染恶化，他们刚开始时用草木、树皮、泥土等包扎伤口，后来逐渐演变成用砭石、骨针放血，排脓，清创等方法，这便是最早最原始的外治法了。

经过前人长期不断的探索与总结，外治法逐渐得以成形。早在2000多年前，我国目前发现的最古老的中医学方书《五十二病方》里就载有治疗皮肤疾病的方法，主要采用膏剂敷贴法、散剂烟熏法、药浴法，以及砭法、灸法、角法（相当于拔罐法）、按摩法等方法。而《黄帝内经》也有截趾术治疗脱疽的方法，里面提到用熨、灸、刺、浴等方法来治疗，"痹不仁肿痛，可烫熨及火灸刺而去之"，"可按、可药、可浴"。可见这个时期的外治法已经比较成熟了。

而外治法应用于妇科临床上也可谓是历史悠久，其内容也是极其丰富的。一些患有妇科炎症的女性，除了吃药外，还可以通过外阴熏洗法、阴道冲洗法、阴道纳药法、贴敷法、热熨法、导肠法、腐蚀法等，使药物直达病处，消除炎症，减轻疼痛。这些传统的疗法不仅疗效颇为显著，而且免去了天天跑医院的麻烦，对于产后妈妈来说可是一大福音。中医外治法不仅是中医治疗学里精华的部分，同时也是比较温和有效的调养方式，最适合处于身体羸弱期的产后妈妈了。

| 月经失调，"老朋友"不再听话 |

名医诊断

1 **经期提前**：月经提前是月经不调的一个症状。中医认为，月经能否正常来潮，与肝、脾、肾以及冲任二脉关系最大。而导致月经提前的原因，主要与内分泌失调、血热、气虚等因素关系最为密切。

2 **经期延迟**：经期推迟即月经推迟，女性月经周期一般为 21 ~ 35 天，平均 28 天。提前或延后 7 天左右仍属正常范围，周期长短因人而异。但是如果超出月经周期 7 天后还没有来月经，即为月经推迟。

3 **月经过多或过少**：月经过多是指月经周期正常，而经量及持续时间超过正常范围；月经过少是月经周期基本正常，经量明显减少，甚或点滴即净，或经期缩短不足两天，经量亦少者，称为"月经过少"。

【病因分析】

1. 神经内分泌功能失调

神经内分泌功能失调会引起月经不调，主要是指下丘脑－垂体－卵巢轴的功能不稳定或是有缺陷。

2. 卵巢因素

一般多是因为卵巢功能不好，常表现为有周期，但是周期短，或者月经出血比较多。

3. 器质性病变或药物等因素

器质性病变包括生殖器官局部的炎症、营养不良、血液疾患等。

4. 不良生活习惯

过多节食，情绪异常，劳累过度，滥用药物，寒冷刺激，嗜好烟酒，电磁波影响等生活因素造成的月经不调。

【温馨小提示】

经期应注意保暖，忌寒凉、生冷刺激；注意休息，加强营养，增强体质；克制情绪，禁止性生活。

【治疗方法】

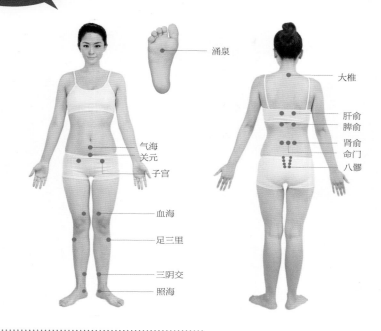

涌泉

气海
关元
子宫

血海

足三里

三阴交

照海

大椎

肝俞
脾俞

肾俞
命门

八髎

方案一　按摩疗法，让"朋友"按期而至

以气海穴为圆心，单掌以顺时针方向环形摩腹5分钟；以双掌相叠分别揉按命门穴、八髎穴各3分钟；用拇指与食指、中指相对成钳形，揉捏血海穴100次；用拇指指腹揉按足三里穴5分钟。

方案二　拔罐疗法，月经不再"调皮"

将火罐扣在大椎穴、肾俞穴上，留罐5～10分钟，以局部皮肤泛红、充血为宜。

方案三　刮痧奇方，刮出健康好身体

用刮痧板角部从气海穴开始轻轻刮拭至关元穴、子宫穴30次；用刮痧板边缘从肝俞穴开始，经脾俞穴刮至肾俞穴50次；用刮痧板边缘从血海穴经三阴交穴刮至照海穴15次。

方案四　艾灸疗法，生活从此有规有矩

用艾炷隔姜灸或艾条温和灸，灸关元穴、子宫穴不少于20分钟，灸血海穴、涌泉穴各10分钟。

|找准原因，巧治痛经|

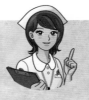

 名医诊断

1 时间：月经前、经期间腰酸背痛、腹痛患者。

2 痛的性质：闷痛、钝痛、刺痛为血瘀；绞痛为血寒；灼痛为热；持续作痛为血滞；隐隐作痛为血虚；时痛时止为气滞；胀甚于痛为气虚；痛时拒按为实，喜按为虚；得热痛减为寒，得热痛甚为热；痛甚于胀为血瘀。

3 痛的部位：腹正中、腹两侧或一侧痛，有时牵连胸肋。

4 原发性痛经：主要与月经时子宫内膜前列腺素含量增高有关。PGF2α 含量升高是造成痛经的主要原因。PGF2α 含量高可引起子宫平滑肌过强收缩，血管痉挛，造成子宫缺血、缺氧状态而出现痛经。

【病因分析】

1. 忽视生活调理
造成痛经的因素有很多，除了生殖系统疾病引起的痛经外，劳累、不良情绪、寒冷、饮食不当等会引起内分泌失调，从而引发痛经。

2. 单纯止痛
对于微痛的痛经，许多女性只是每月 1～2 片止痛药就可以奏效，而像子宫内膜异位症引起的痛经，是逐月加重的，大量止痛药会产生耐药性，最后，即使服用大量的药物也无法止住疼痛。

3. 凭经验用药
多种疾病引起的痛经，如果没有查明原因，势必会造成盲目治疗，不但无法奏效，还会贻误病情。

4. 中途放弃治疗
由于痛经没有十分奏效的治疗方法，在服用药物不能马上奏效的情况下，患者往往没有足够的耐心而放弃药物治疗。

【温馨小提示】
平时生活要有规律，劳逸结合，保证充足的睡眠时间有利于身体健康和改善脑神经的疲劳状态。

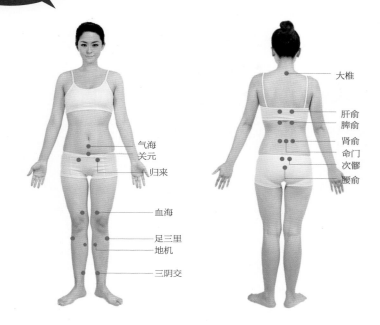

气海
关元
归来

血海

足三里
地机

三阴交

大椎

肝俞
脾俞

肾俞
命门
次髎
腰俞

方案一　按摩疗法，让经期不再痛

双掌交叠，放于气海穴，顺时针方向按揉 2 分钟，揉至发热时疗效佳。此穴对腹泻、腹胀、月经不调、痛经有较好的疗效。

方案二　拔罐疗法，痛经一扫而光

1. **留罐法**——取肝俞穴、脾俞穴、肾俞穴、关元穴、归来穴、足三里穴、三阴交穴、地机穴，用留罐法拔罐各 10 分钟。

2. **走罐法**——取适当大小火罐，从督脉的命门穴至腰俞穴、足太阳膀胱经的肾俞穴至次髎穴来回走罐，直至皮肤出现红色瘀血为止。

方案三　刮痧奇方，刮走痛经

用平面刮痧法刮拭大椎穴，再刮关元穴、地机穴至三阴交穴 5 次，刮至局部出现痧点或微紫红斑块为度。

方案四　艾灸疗法，痛经去无踪

手持艾条依次温和灸气海穴、关元穴、血海穴、三阴交穴，每穴 5 ~ 10 分钟。

补气养血，防治产后闭经

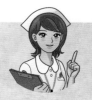

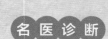 名 医 诊 断

1 **原发性闭经**：女性年满18岁或第二性征发育成熟2年以上仍无月经来潮者为原发性闭经。见于子宫发育不全或缺如等先天性生殖道发育异常，原发性垂体促性腺功能低下及先天性肾上腺皮质增生等疾病，少数应除外下生殖道闭锁引起的假性闭经。

2 **继发性闭经**：妇女曾有规律月经来潮，但以后因某种病理性原因而月经停止6个月以上者。

3 **子宫性闭经**：获得性子宫性闭经的病因包括感染、创伤导致宫腔粘连引起的闭经。

4 **甲亢闭经**：自身免疫抗体引起甲状腺功能减退或亢进，从而引起闭经；也可因抗体的交叉免疫破坏卵巢组织而引起闭经。

【病因分析】

1. 情绪影响
情绪与月经来潮有着非常特殊的关系，当人情绪不好时，人的中枢神经系统会受到刺激，扰乱正常内分泌，导致闭经。

2. 卵巢因素
月经是由于卵巢分泌的激素作用于子宫内膜，使之发生变化，然后脱落、出血而成。如果卵巢不分泌激素，则最后月经不会形成，久而久之形成了卵巢性闭经。

3. 垂体因素
脑垂体位于大脑的下方，体积很小，但统率着全身的内分泌器官，当垂体功能变化时，卵巢功能降低，从而导致垂体性闭经的发生。

【温馨小提示】
经期应注意保暖，忌寒凉、生冷刺激，防止寒邪侵袭；注意休息，避免疲劳，加强营养，增强体质；应尽量避免剧烈的情绪波动和强烈的精神刺激，保持心情愉快；平时要防止房劳过度，经期绝对禁止性生活。

【治疗方法】

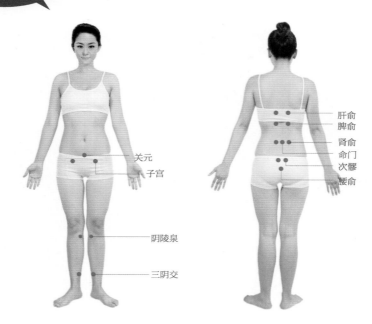

关元
子宫

阴陵泉

三阴交

肝俞
脾俞
肾俞
命门
次髎
腰俞

方案一 按摩疗法，让"好朋友"归来

取坐位或立位，双手中指分别按于两侧肾俞穴上，用力按揉 30 ~ 50 次；或握拳用食指掌指关节突按揉穴位，按至局部有热感。

方案二 拔罐疗法，月经不再"调皮"

1. **留罐法**——取脾俞穴、肾俞穴留罐 10 ~ 15 分钟。

2. **走罐法**——沿督脉的命门穴至腰俞穴、足太阳膀胱经的肾俞穴到次髎穴来回走罐，直至皮肤出现红色瘀血为止。

方案三 刮痧奇方，刮出通经活血

用平面刮痧法刮拭背部的肝俞穴、肾俞穴、命门穴 50 次，刮至局部出现痧点或微紫红斑块为度。

方案四 艾灸疗法，生活从此有规有矩

用艾炷隔姜灸或艾条温和灸，灸关元穴、子宫穴不得少于 20 分钟，灸阴陵泉穴、三阴交穴各 10 分钟。

治产后便秘，首先要气血充足

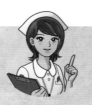

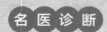

1 **排便困难**：分娩之后长期卧床休息，很少活动，肠蠕动减慢，加上产后饮食欠得当，过多地进食精细食物，不吃或很少吃蔬菜、水果等富含纤维素的食物，都会造成排便困难。

2 **便后疼痛**：产后人体虚弱，排便力量减弱，所以产后经常有便秘现象。便秘的持续造成盆腔和肛周血液回流障碍，多数会形成不同程度的肛裂和痔疮，而女性痔疮的高发，相当大的比例是因为产后便秘。

3 **情绪烦躁**：新妈妈本身处在一个心理敏感时期，便秘更容易造成情绪的异常反应，心烦、急躁易怒，时而怒气冲天，时而悲恸欲绝，所以便秘可以说是心理健康的一个潜在敌人。

【病因分析】

1. 产后体虚
产后人体虚弱，排便力量减弱，胃肠功能减低，蠕动缓慢，肠内容物停留过久，水分被过度吸收所致。

2. 运动量少
怀孕时腹壁扩张，产后腹壁松弛无力、腹压降低。这都会使肠内容物易停滞在肠腔里，难以排出。

3. 产后饮食结构不合理
产后饮食过于讲究高营养，吃得太精细，缺乏维生素，食物残渣减少，导致便秘。

4. 分娩损伤
分娩晚期，会阴和骨盆会有或多或少的损伤，产后恢复不好，神经反射抑制排便动作。

【温馨小提示】
通过身体活动，促进肠蠕动，恢复肌肉紧张度。在床上做产后体操，做缩肛运动，锻炼骨盆底部肌肉，促使肛门血液回流。合理搭配饮食，适当吃一些新鲜蔬菜瓜果。慎食辛辣等刺激性食物。

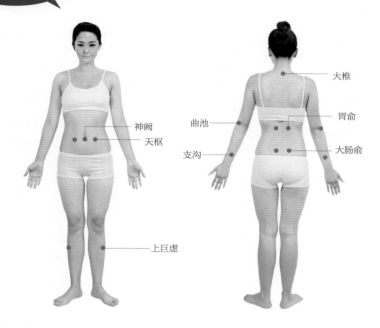

【治疗方法】

大椎
曲池
支沟
胃俞
大肠俞

神阙
天枢
上巨虚

方案一 按摩疗法，促进肠胃蠕动

按摩时将双掌重叠，置于神阙穴上，稍加用力，沿顺时针方向按揉，力度要渗透进腹腔，令肠道能跟随手掌在腹腔中运动，以腹内有热感为佳。

方案二 拔罐疗法，清热祛火通便

取天枢穴、支沟穴、大肠俞穴，分别留罐 10 ~ 15 分钟，以局部皮肤温热、充血为度。

方案三 刮痧奇方，刮来充盈气血

用平面刮痧法刮拭大椎穴、天枢穴、曲池穴、支沟穴、上巨虚穴，刮至局部出现痧点或微紫红斑块为度。

方案四 艾灸疗法，润肠通便

用艾条温和灸神阙穴、天枢穴、胃俞穴、大肠俞穴，每穴灸 5 ~ 10 分钟。

| 恶露不止，防治兼并 |

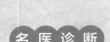 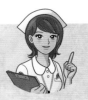

名医诊断

1 组织物残留：可因妊娠月份较大，或子宫畸形、子宫肌瘤等原因，也可因手术操作者技术不熟练，致使妊娠组织物未完全清除，导致部分组织物残留于宫腔内。此时除了恶露不净，还有出血量时多时少，内夹血块，并伴有阵阵腹痛。

2 宫腔感染：可因人流术后洗盆浴，或卫生巾不洁，或人流后不久即行房事，也可因手术操作者消毒不严密等原因致使宫腔感染。此时恶露有臭味，腹部有压痛，并伴有发热，查血常规可见白细胞总数升高。

3 宫缩乏力：可因人流术后未能很好地休息，或平素身体虚弱多病，或手术时间过长，耗伤气血，致使宫缩乏力，恶露不绝。

【病因分析】

1. 气虚

正气不足，又因分娩耗气，或产后操劳过早，劳倦伤脾，气虚下陷，冲任失固，不能摄血，以致恶露不绝。

2. 血瘀

产后胞脉空虚，寒邪乘虚入胞，血为寒凝；或因七情所伤，血为气滞；或因产留瘀，胞衣胎膜残留为瘀，瘀血内阻，新血难安，不得归经，以致恶露不净。

3. 血热

素体阴虚，因产时失血，阴液耗损，阴虚生内热，或产后过食辛热温燥之品，或感受热邪，或肝郁化热，热扰冲任，迫血下行，导致恶露不净。

【温馨小提示】

鼓励产妇早日起床活动，利于气血运行，使积滞在胞宫内的余瘀尽快排出。气虚证和血瘀证者注意保暖，避免寒邪入侵。血热证者衣被不宜过厚，以免加重症状。保持清洁，每晚用温水坐浴。饮食宜清淡、营养，慎食生冷、辛辣等刺激性食物。

【治疗方法】

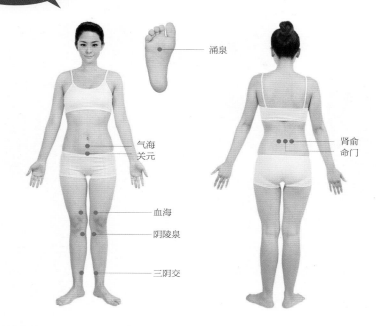

涌泉

气海
关元

肾俞
命门

血海

阴陵泉

三阴交

方案一　按摩疗法，舒筋活络止恶露

用拇指分别按揉血海穴、三阴交穴各 100 ~ 200 次，以局部有酸胀感为度。

方案二　拔罐疗法，拔去瘀毒

取腹部气海穴、关元穴，背部肾俞穴留罐 10 ~ 15 分钟，以局部皮肤温热、充血为宜。

方案三　刮痧奇方，行气活血

用平面刮痧法刮拭背部的肾俞穴、命门穴，腿部阴陵泉穴、三阴交穴，刮至局部出现痧点或微紫红斑块为度。

方案四　艾灸疗法，温暖腰腹促排毒

艾条灸气海穴、关元穴、肾俞穴、三阴交穴、涌泉穴，每穴灸 5 ~ 10 分钟。

| **产后子宫脱垂，避免剧烈运动** |

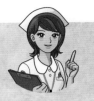

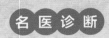

1 **阴道脱出肿物**：有球形物自阴道内脱出，于行走、体力劳动时更加明显，卧床休息后自行还纳。脱垂严重者，终日掉在外面，不能自行还纳，由于行走活动，与衣裤摩擦而感不适，久经摩擦而发生溃疡、感染、分泌物增多，甚至出血，日久局部组织增厚角化。

2 **尿液外溢**：多数子宫脱垂患者，当其大笑、剧烈咳嗽、体势用力时，腹腔压力突然增加，引起尿失禁而尿液外溢。

3 **尿道膨出**：由于分娩的损伤可使阴道壁变弱下垂，可使尿道下的阴道旁筋膜向阴道内凸出，连同尿道向阴道口膨出，称为尿道膨出。有的患者没有什么异常的感觉，有些却感觉阴道内有什么东西脱出来，严重一些的会感到阴道疼痛，甚至性交困难。

【病因分析】

1. 急产

从规律宫缩至胎儿娩出不到 3 小时称为急产。盆底组织和阴道肌肉还没来得及经过逐渐的扩张，就被突然的、强大的胎头压迫并撕裂，又没有及时修补，分娩后盆底支持组织未能恢复正常。

2. 滞产

滞产是由于胎儿的头对阴道及盆底组织的压迫时间过久，使组织缺血受损，失去了盆底组织的支持，就会造成子宫脱垂。

3. 仰卧过多

产褥期产妇多喜仰卧，易并发慢性尿潴留，子宫易成后位，子宫轴与阴道轴方向一致，遇腹压增加时，子宫即沿阴道方向下降而发生脱垂。

【温馨小提示】

注意卧床休息，睡时宜垫高臀部或脚部，抬高两块砖的高度；不宜过早下床活动，特别不能过早地参加重体力劳动。注意保持大小便的通畅。哺乳期不应超过两年，以免子宫及其支持组织萎缩。

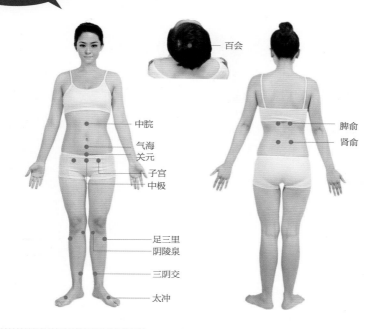

百会

中脘

气海
关元
子宫
中极

足三里
阴陵泉
三阴交
太冲

脾俞
肾俞

方案一　按摩疗法，升阳举陷

用拇指指腹分别揉按百会穴、中极穴、子宫穴各 3 ~ 5 分钟，揉至发热时疗效佳。

方案二　拔罐疗法，益气补血

取气海穴、关元穴分别留罐 10 ~ 15 分钟，以局部出现充血为度。

方案三　刮痧奇方，温和呵护法

用平面刮痧法分别刮拭百会穴、脾俞穴、肾俞穴、气海穴、关元穴、阴陵泉穴、足三里穴、三阴交穴、太冲穴各 15 ~ 20 次，以皮肤潮红发热为度。

方案四　艾灸疗法，温暖子宫防脱垂

用艾条逐一温和灸百会穴、中脘穴、子宫穴、三阴交穴，每穴灸 10 分钟。

| 产后痔疮，多走多动能缓解 |

名医诊断

1 内痔： 内痔发生在肛管齿状线以上，内痔一般不痛，以便血、痔核脱出为主要症状，严重时会喷血、痔核脱出后不能自行还纳，还有大便困难、便后擦不干净、有坠胀感等。

2 外痔： 外痔位于齿线以下，以疼痛、肿块为主要症状，肛门周围长有大小不等、形状不一的皮赘。根据其病理特点不同，又可分静脉曲张性、结缔组织性、血栓性及炎性四种。其中，以炎性外痔最多见，主要表现为肛缘皮肤皱襞突起，红肿热痛、水肿、充血明显，有压痛，排便时疼痛加重，并有少量分泌物，有的可伴有全身不适和发热。

3 混合痔： 混合痔兼有内外痔双重特征，临床以直肠黏膜及皮肤脱出、坠胀、疼痛、反复感染为主要症状。

【病因分析】

1. 黄激素增多
坐月子期间，体内的黄激素增多，大肠蠕动速度减慢，很容易便秘，形成便秘后，很易诱发痔疮。

2. 血液循环不良
妊娠期间妇女体内的盆腔组织变得松弛，顺产过程当中，用力过大，腹腔部运动时间较长，易形成血栓性动脉，肛周皮肤就会形成硬块，产生疼痛，形成痔疮。

3. 长期排便不畅
产后因为腹中变得松弛，活动减少，便意很少，排便困难，常常会因粪便在直肠内部停留时间过长，粪便内的水分渐渐被身体所吸收，粪便干结，形成硬粪块，甚至硬如羊屎，一颗一颗，排便用力时，直肠黏膜受到损伤，引发痔疮。

【温馨小提示】
及早下床活动，早晚使用1：5000高锰酸钾溶液冲洗外阴及肛周，使会阴部清洁、干爽，每天都要定时排便，防止发生便秘。

【治疗方法】

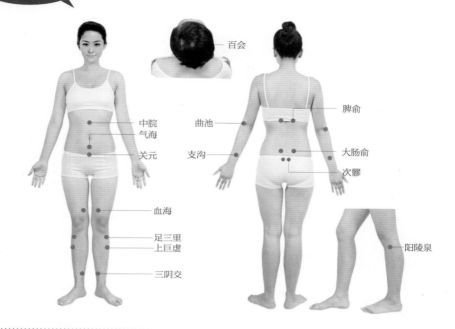

百会
中脘
气海
关元
曲池
支沟
血海
足三里
上巨虚
三阴交
脾俞
大肠俞
次髎
阳陵泉

方案一　按摩疗法，消肿止痛

用拇指指腹按揉支沟穴、足三里穴、上巨虚穴、大肠俞穴各3～5分钟，以局部温热有
酸胀感为佳。

方案二　拔罐疗法，活血止痛

点燃棉球，迅速放入火罐内转一圈抽出，将火罐扣在大肠俞穴上，留罐10～15分钟，
每日1次。肠道热盛型加曲池穴；湿热下注型加阳陵泉穴、三阴交穴；气滞血瘀型加血
海穴、次髎穴；脾虚下陷型加脾俞穴、气海穴。

方案三　刮痧奇方，清热泻火消肿痛

用平面刮痧法刮拭百会穴、肾俞穴、大肠俞穴、关元穴各30次，刮至皮肤发红、皮下紫
色瘀斑形成为止。

方案四　艾灸疗法，产后痔不复发

用艾条温和灸百会穴、曲池穴、足三里穴，用艾灸盒灸中脘穴、关元穴、大肠俞穴，以皮
肤有温热感为宜。

| 产后排尿困难，需放松心情 |

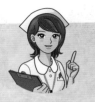

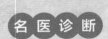 名 医 诊 断

1 **尿潴留**：产后8小时仍不能自主排尿（无尿除外），诊断为尿潴留。能排解一部分尿者称为部分尿潴留。

2 **感觉失常**：顺产分娩非常消耗体力，再加上会阴部切口疼痛，特别是初产妇或产程长的产妇很可能感觉不到尿意。

3 **尿量少**：每次尿量少，且伴有尿频、尿急、尿痛及排尿不尽等症状。

4 **阴道出血**：患者感觉膀胱胀、下腹不适，极其难受，重者痛苦异常。由于充盈的膀胱影响子宫收缩，部分患者阴道出血较多，重者可致失血性休克。

【病因分析】

1. 压迫神经

妊娠晚期由于膀胱受子宫的牵拉及胎头的压迫，使膀胱壁平滑肌张力减退，弹性暂时性下降，易发生排尿困难。

2. 产程延长

宫缩乏力、枕横位或枕后位、臀位、产程处理不当等导致产程延长，胎先露压迫膀胱时间过久，膀胱黏膜充血、水肿。

3. 功能失常

过度伸展的子宫下段将膀胱牵拉过高，使膀胱底部亦充血、水肿，甚至出血，尿道也充血、水肿，尿道口闭塞。部分产妇在产前尿潴留过多而未及时处理，进一步牵拉膀胱使其过度紧张、感受性降低，甚至发生神经麻痹，使膀胱排尿反射功能消失。

【温馨小提示】

萝卜鲫鱼汤促进排尿，萝卜利尿，鲫鱼促进乳汁分泌，可产后食用。尿潴留者，首先不考虑导尿，尽量设法使患者自己排尿，采用先物理后药物的方法。

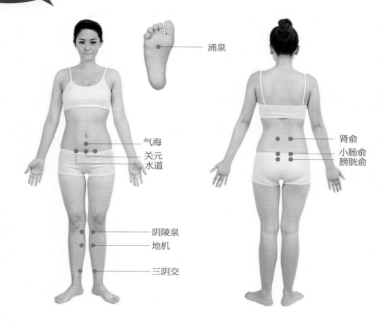

【治疗方法】

涌泉

气海
关元
水道

肾俞
小肠俞
膀胱俞

阴陵泉
地机
三阴交

方案一　按摩疗法，尿意自来

用拇指指腹点按水道穴 3 分钟，再揉按阴陵泉穴 2 ~ 3 分钟，以局部有酸痛感为度。

方案二　拔罐疗法，轻松排尿

取小肠俞穴、膀胱俞穴、阴陵泉穴，各留罐 5 ~ 10 分钟，以局部皮肤充血为宜。

方案三　刮痧疗法，排尿不再痛

用刮痧板边缘刮拭肾俞穴、膀胱俞穴、阴陵泉穴、地机穴、涌泉穴各 50 次，用力均匀适中，以患者能耐受为度。

方案四　艾灸疗法，缓解排尿疼痛

用艾条温和灸水道穴、阴陵泉穴、膀胱俞穴各 10 分钟，再用艾灸盒灸关元穴、气海穴 5 分钟，以局部温热舒适而不灼烫为宜。

| 产后缺乳，更要早开乳 |

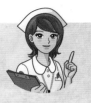

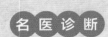

1 **乳汁过少**：乳腺发育较差，导致乳汁过少。

2 **完全无乳**：产后出血过多或情绪欠佳等因素，感染、腹泻、便溏等导致无乳。

3 **乳房胀痛**：虚者气血虚弱，乳汁化源不足所致胀痛，实者因肝气郁结或气滞血凝、乳汁不行所致，一般乳房胀硬或痛，或伴身热。

4 **吸吮刺激少**：一般认为，早期母乳有无及泌乳量多少除与乳腺发育密切相关外，在很大程度上依赖于哺乳时的吸吮刺激，与哺乳开始的时间及泌乳反射建立的迟早有关。有人通过比较，发现产后 1 小时内即予哺乳，产妇的泌乳量较多，哺乳期也较长。

【病因分析】

1. 喂食时间过短

有些妈妈限制哺喂的次数，或者每次喂食时间过短等，都会造成母乳产量的减少。其实，哺乳不必有固定的时间表，宝宝饿了就可以吃；每次哺喂的时间也应由宝宝自己来决定。

2. 过早添加配方奶或其他食品

这是造成奶水不足的主要原因之一。由于宝宝已经吃了其他食物，并不感觉饥饿，便自动减少吸奶的时间，如此一来，乳汁便会自动调节减少产量。

3. 产妇营养不良

妈妈平日应该多注意营养，不宜过度减轻体重，以免影响乳汁的分泌；最好多食用富含蛋白质的食物，进食适量的液体，并注意营养均衡。

【温馨小提示】

及早开乳，按需哺乳，勤哺乳，一侧乳房吸空后再吸另一侧。充分的睡眠和足够的营养，但不要滋腻太过。保持舒畅心情，避免情绪大起大落，致乳汁发生异常。

【治疗方法】

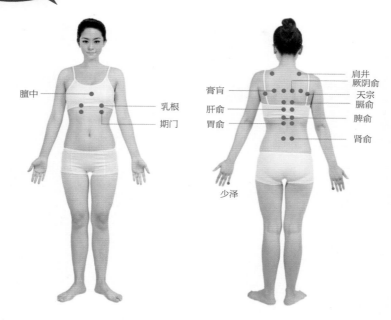

膻中　乳根　期门　膏肓　肝俞　胃俞　少泽　肩井　厥阴俞　天宗　膈俞　脾俞　肾俞

方案一　按摩疗法，让乳汁更充足

用中指点按乳根穴 1 分钟，以局部有酸胀感为宜。

方案二　拔罐疗法，通乳快又好

将火罐迅速扣在膏肓穴、天宗穴、肩井穴上，将气罐吸附在期门穴上，以局部皮肤泛红、充血为宜。

方案三　刮痧奇方，疏通乳腺

取俯卧位，用刮痧板刮拭足太阳膀胱经：由厥阴俞穴沿脊柱两侧而下，经膈俞穴、肝俞穴、脾俞穴、胃俞穴，刮至肾俞穴。

方案四　艾灸疗法，乳汁不再少

灸膻中穴、乳根穴、期门穴、少泽穴各 10 分钟，以局部温热舒适而不灼烫为宜。

| 产后乳腺炎，及早治疗 |

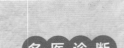 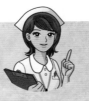

1 **早期：** 急性乳腺炎在开始时患者乳房胀满、疼痛，哺乳时更甚，乳汁分泌不畅，乳房肿块或有或无，皮肤微红或不红，或伴有全身不适，食欲欠佳，胸闷烦躁等。

2 **化脓期：** 局部乳房变硬，肿块逐渐增大，此时可伴高热、寒战、全身无力、大便干燥、脉搏加快、同侧淋巴结肿大、白细胞增高，常可在 4～5 日形成脓肿，可出现乳房跳痛，局部皮肤红肿透亮，肿块中央变软，按之有波动感。若为乳房深部脓肿，可出现全乳房肿胀、疼痛，高热，但局部皮肤红肿及波动不明显，有时一个乳房内可同时或先后存在数个脓腔。

3 **溃后期：** 浅表的脓肿常可穿破皮肤，形成溃烂或乳汁自创口处溢出而形成乳漏。较深部的脓肿，可穿向乳房和胸大肌间的脂肪，形成乳房后位脓肿，严重者可发生脓毒败血症。

【病因分析】

1. 乳汁的淤积

乳汁淤积有利于入侵细菌的生长繁殖。乳头过小或内陷，妨碍哺乳，孕妇产前未能及时矫正乳头内陷，婴儿吸乳时困难；乳汁过多，没有及时将乳房内多余乳汁排空。

2. 周围破损

初产妇乳头皮肤娇嫩，受不了婴儿吸奶时对乳头的刺激，常造成乳头组织损伤，形成乳头裂口。

3. 慢性乳腺炎

一是急性乳腺炎失治误治，如抗生素使用不当等；二是发病开始即是慢性炎症过程，多因排乳不畅，乳汁淤积形成硬结。

【温馨小提示】

保持乳汁通畅，乳汁淤积是引发乳腺炎的重要因素，切不可忽视。定时哺乳，每次将乳汁吸尽，使乳汁尽量排空。如乳汁过稠，易发生凝乳阻塞乳管，要多进汤液饮食。不良情绪易引起内火，中医说的肝郁气滞，也能造成积奶。

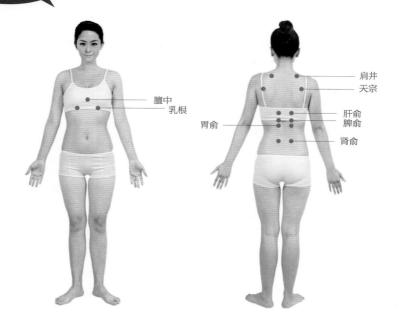

【治疗方法】

膻中
乳根

肩井
天宗
肝俞
脾俞
胃俞
肾俞

方案一　按摩疗法，疏通乳房

取坐位或立位，两掌紧贴胸部外侧，用掌面由乳房的外侧均匀柔和地往下摩擦至乳房根部，再由乳根沿着乳沟往上摩擦。操作10分钟。

方案二　拔罐疗法，乳汁不淤积

取脾俞穴、肾俞穴留罐5～10分钟，以局部皮肤潮红、温热为宜。

方案三　刮痧奇方，刮走疼痛

用平面刮痧法刮拭背部的肝俞穴、脾俞穴、胃俞穴各50次，单方向刮拭，切忌来回刮拭。

方案四　艾灸疗法，乳房不再钻心痛

艾条温和灸肩井穴、乳根穴、膻中穴、天宗穴，每穴灸5～10分钟，以出现明显的循经感传现象为佳。

| 乳腺增生，勿紧张 |

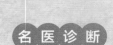 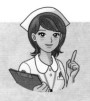

名医诊断

1 乳房疼痛：常为胀痛或刺痛，可累及一侧或两侧乳房，以一侧偏重多见，疼痛严重者不可触碰，甚至影响日常生活及工作。疼痛以乳房肿块处为主，亦可向患侧腋窝、胸胁或肩背部放射；有些则表现为乳头疼痛或痒。

2 乳房肿块：肿块可发于单侧或双侧乳房内，单个或多个，好发于乳房外上象限，亦可见于其他象限。肿块形状有片块状、结节状、条索状、颗粒状等，其中以片块状为多见。肿块边界不明显，质地中等或稍硬韧，活动好，与周围组织无粘连，常有触痛。肿块大小不一，小者如粟粒般大，大者可达 3 ~ 4cm。

3 乳头溢液：少数患者可出现乳头溢液，为自发溢液，草黄色或棕色浆液性溢液。

【病因分析】

1. 饮食不合理

饮食结构不合理，如脂肪摄入过多，可影响卵巢的内分泌，强化雌激素对乳腺上皮细胞的刺激从而导致乳腺增生。

2. 内分泌失调

乳腺增生是指乳腺上皮和纤维组织增生，乳腺组织导管和乳小叶在结构上的退行性病变及进行性结缔组织的生长，其发病原因主要是由于内分泌失调。

3. 精神因素

哺乳期妈妈情绪容易低落，再加上要日夜照顾孩子，面临家庭问题和种种压力，极易患上产后抑郁，这些精神因素会引发内分泌失调、植物神经功能紊乱、睡不好觉、脾气暴躁等。

【温馨小提示】

乳腺增生患者可以常吃海带、橘子、牡蛎等具有行气散结作用的食物，避免吃生冷和辛辣刺激性食物。乳腺小叶增生患者饮食要清淡，忌食辛辣食物以及保健饮品。

【治疗方法】

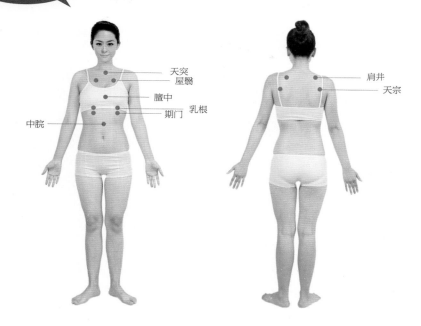

天突
屋翳
膻中
乳根
期门
中脘

肩井
天宗

方案一　按摩疗法，消除肿痛

用手掌按压在局部阿是穴上，先以顺时针的方向摩动，再以逆时针方向回旋摩动。

方案二　拔罐疗法，乳房不再痛

将气罐吸附在屋翳穴、乳根穴、天宗穴、肩井穴上，留罐 10 分钟，以局部皮肤泛红、充血为宜。

方案三　刮痧奇方，乳房更轻松

用刮痧板角部自上而下轻刮中脘穴，用刮痧板角部从内往外刮拭期门穴，刮拭的速度自然平稳，刮至局部出现痧点或微紫红斑块为止。

方案四　艾灸疗法，轻松去烦恼

用悬灸法分别灸膻中穴、期门穴、天突穴、肩井穴，每穴灸 10 ~ 15 分钟，以皮肤潮红为度。

产后抑郁症，学会调整自己

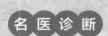 名医诊断

1 **情绪的改变**：患者最突出的症状是持久的情绪低落，表现为表情阴郁、无精打采、困倦、易流泪和哭泣。

2 **躯体症状**：约80%的病例，以失眠、头痛、身痛、头昏、眼花、耳鸣等躯体症状为主向医生求助。这些症状往往给人以主诉多而易变的感觉，有些症状可以长期存在，但无明显加重或缓解。这些症状多随着抑郁情绪的解除而消失。

3 **意志与行为改变**：患者意志活动减低，很难专心致志地工作，尽管他们可能有远大理想和抱负，但很少脚踏实地去做。他们想参与社交，但又缺乏社交的勇气和信心。患者处处表现被动和过分依赖，心理上的症结在于不愿负责任。一般来说，抑郁性神经症很少自杀，但也有部分患者感觉活着空虚，人生乏味，声称想死。

【病因分析】

1. 内分泌的变化

在妊娠分娩的过程中，体内内分泌环境发生了很大变化，尤其是产后24小时内，体内激素水平的急剧变化是产后抑郁症发生的生物学基础。研究发现，临产前胎盘类固醇的释放达到最高值，患者表现情绪愉快；反之患者表现抑郁。

2. 遗传因素

有精神病家族史，特别是有家族抑郁症病史的产妇，产后抑郁的发病率高，说明家族遗传可能影响到某一妇女对抑郁症的易感性和她的个性。

4. 怀孕期间有严重的情绪波动

怀孕期间有过严重的情绪波动，如搬家，有亲朋离世，或者战争等都会使孕妇更容易产生产后抑郁症。

【温馨小提示】抑郁症不是很严重的话，一般通过饮食调节和心理治疗之后可得到缓解，家人进行支持治疗，例如鼓励、安慰及关心等。

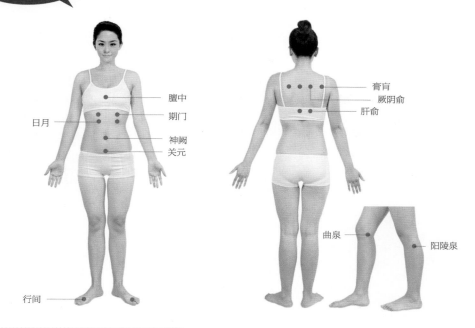

膻中
期门
日月
神阙
关元
行间

膏肓
厥阴俞
肝俞

曲泉
阳陵泉

方案一　按摩疗法，赶走抑郁纠缠

分别按压膻中穴、行间穴、肝俞穴，每个穴位点按 2 ～ 3 分钟。

方案二　刮痧疗法，痧出郁闷解

用刮痧板角部分别从上往下刮拭膻中穴、期门穴、日月穴、阳陵泉穴、曲泉穴。每穴刮拭
30 次。

方案三　瑜伽运动，感受身体能量

瑜伽摇摆式： 仰卧，双腿并拢，脚尖绷直，双手放于身体两侧。弯曲双膝，双手在膝下
十指交叉抱住双腿，尽量使大腿贴近胸部。吸气，向前，脚尖用力让你的身体以惯性向
前摇摆，双脚不要触地。呼气，身体向后以惯性摇摆，后脑勺不要触地，逐渐放松，恢
复初始姿势。

方案四　艾灸疗法，心情更愉悦

用艾条温和灸，依次灸神阙穴、厥阴俞穴、膏肓穴、关元穴，以局部潮红为度，一般每
次灸 5 ～ 10 分钟，每天 1 次，10 天为 1 个疗程。

| **产后汗症，调理阴阳** |

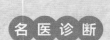

1 **自汗**：产后静时汗出不止，稍动则汗出衣湿，时有恶风，汗出身冷，倦怠乏力，面色淡白，气短懒言，舌淡苔薄白，脉缓无力。

2 **盗汗**：产后睡中汗出过多，甚或通身如洗，醒后汗止，面色潮红，头晕耳鸣，口燥咽干，或五心烦热，舌红少苔少津，脉细数。

3 **倦怠无力**：产后一段时间后仍然大量出汗，一般怕风更怕冷，尤其在出汗之后，并经常感冒，常感觉头晕、浑身倦怠无力、气短。如果是阴虚引起，产妇通常虽怕风却更不喜欢热，自我感觉身上发热、手脚心发热，头晕心慌，心烦易怒等。

【病因分析】

1. 体内激素的改变

在妊娠以后，由于体内激素的变化，特别是雌性激素在体内的含量随孕期的延长而逐渐增加，可使组织中有较多的钠、钾及氯潴留。因此，相应地发生了体内水分的潴留。

2. 水及电解质的排出

分娩之后，体内雌激素水平很快下降，身体其他各系统及内分泌功能也都逐渐恢复到非孕状态，体内多余的水及电解质也随之被排出体外。其排泄的主要途径是肾脏和皮肤。

3. 皮肤排泄功能旺盛

产后 24 小时内，尿量可多至 2000～3000 毫升。皮肤排泄功能也特别旺盛，表现为出汗增多。所以说产妇在产褥期多汗并非病态，也不是身体虚弱的表现，而只是排泄体内多余水分的方式之一。

【温馨小提示】

产妇常用干毛巾擦汗，及时更换衣物，保持洁净干爽。定期通风，保持室内空气新鲜，对妈妈和宝宝都有好处。

【治疗方法】

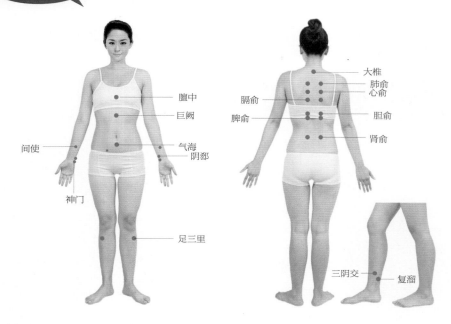

膻中
巨阙
间使
气海
阴郄
神门
足三里

大椎
肺俞
心俞
膈俞
脾俞
胆俞
肾俞
三阴交
复溜

方案一 按摩疗法，汗自止

分别按压大椎穴、肺俞穴、心俞穴、膈俞穴，每个穴位点按 2 ~ 3 分钟。

方案二 刮痧疗法，刮出健康

用刮痧板角部分别从上往下刮拭大椎穴、心俞穴、胆俞穴、膻中穴、巨阙穴、间使穴、神门穴。操作 2 分钟。

方案三 拔罐疗法，汗止身轻松

将气罐吸附在肾俞穴、膻中穴、神门穴、足三里穴、三阴交穴上，留罐 10 分钟，以局部皮肤泛红、充血为宜。

方案四 艾灸疗法，不再汗流浃背

用艾条温和灸，依次灸阴郄穴、气海穴、复溜穴、肺俞穴、脾俞穴，以局部潮红为度，一般每次灸 5 ~ 10 分钟，每天 1 次，10 天为 1 个疗程，汗停止后可巩固 1 个疗程。

产后身体恢复，烦恼一扫而光

| 排出毒素 |

01 气毒

气毒主要是来自"外来"或"内生"。外来是指在日常生活中呼吸到的污染的空气，空气中有着非常多的细菌、病毒、粉尘等有害物质。内生是说人在正常呼吸后产生的二氧化碳等废气。

典型表现 头晕、呼出来的口气有异味。

长期积累的结果 出现呼吸系统疾病，比如经常性咳嗽、肺部出现炎症等。

排毒小妙招 大口吸入清气，大口呼出浊气，平时经常性深呼吸的话能够把肺部的废气排出体外。深呼吸可以早晚各一次。另外，也可以经常吃一些养肺的食物，如梨、百合等。

02 汗毒

借助人体细小的汗毛孔，会排出非常多的垃圾；反之，要是汗一直积在体内，就会变成一种毒素。

典型表现 在不运动、保证身体清洁的情况下，还是会闻到一些怪味道。

长期积累的结果 诱发关节疼、风湿、代谢系统疾病等。

排毒小妙招 不用出非常多的汗，不过要保证一定的出汗量，让自己出汗的首选方法是运动。如果不适合运动的时候，喝热粥、热茶、热汤也能够帮助出汗，还可适当吃点辛辣的食物，让自己出汗。薏仁等食物有除湿、开汗窍的功效，平时可以经常吃一些。

03 宿便

"欲得长生，肠中常清；欲得不死，肠中无滓"，就是说人体要保证排便的通畅。有数据显示，排便可以把人体 50% 的毒素排泄出去。

典型表现 口臭、长包、上火等。

长期积累的结果 造成肠炎，严重的还会导致肠癌等肠道系统疾病。

排毒小妙招 中医经络学认为，早上 5 点到 7 点是大肠经"值班"，要是在这个时间段排便的话，效果非常不错，能够让自己的大脑一整天都保持清爽。时间越晚，积累的毒素就越多。所以，在起床以后最好空腹喝一杯水，然后尽快排便。要是起床以后没有感觉到便意的话，可按摩天枢穴（位于肚脐两侧旁开 2 寸）。

04 尿毒

人体内的大部分毒素都需要肝解毒、肾排毒，因此肾有着排毒的功能，可以过滤掉血液中的毒素，通过尿液排出体外，如果尿毒出现累积或许就代表着肾功能不足。

典型表现 头晕、小便不畅。

长期积累的结果 出现泌尿系统炎症、痛风、皮肤过敏等。

排毒小妙招 在晚饭前的 17 点到 19 点，最好能够喝下一杯水。这个时候肾经"当班"，能够有效地调动肾气，还有预防泌尿系统结石的作用。日常生活中要注意补充水分，经常吃一些蔬菜水果。

05 脂毒

大鱼大肉吃多了，容易使血脂升高、体重增长。在中医里，这种情况被认为是脂毒在作祟。尤其是在秋天和冬天，吃得多动得少，总是会造成脂毒堆积。

典型表现 头晕、爱打瞌睡。

长期积累的结果 血脂异常。

排毒小妙招 饮食应少肉少油，山楂、黑木耳、黄瓜、白菜、各种粗粮，很多红色蔬果都能够帮助排脂毒。睡觉前喝一些水，还能够降低血液黏稠度。另外，在饮用咖啡的30~40分钟后，血液中的脂肪酸浓度会变高，如果这时适量运动，就能够将脂肪酸转变成热能，有效燃烧脂肪，益于人体排"脂"毒。

06 血毒

日常生活中摄入太多食品添加剂，血液中就会累积大量毒素，尤其是代谢功能不好的人。夏天人们喜欢在街边吃大排档，血中毒素就积累得更多了。饮酒过量容易造成乙醇中毒，也属于血毒的范畴。

典型表现 头晕、恶心。

长期积累的结果 容易诱发癌症。

排毒小妙招 喝绿茶，经常吃葡萄、西瓜、绿豆等，这些物质都能够帮助体内解毒。有经验的朋友还可以按摩少府穴（掌心第4、5掌骨之间，握拳时无名指和小指指端之间）。喝酒的时候一定要把握好度，虽然有些食物有解酒效果，但是也不能完全清除堆积的毒素。

┃气血恢复┃

多数人都认为作为女人，只有生了孩子，延续了生命，这一生才是幸福和完整的。但是孕育一个生命并非易事，十月怀胎的辛苦付出换来一家人的欢笑，是值得的，可是很多妈妈在生了宝宝之后，自己的体质变得非常差，而且一直调整不过来，这也是一件非常让人忧虑的事情。而从医学的角度来看，大部分产后体质变差的妈妈都是因为在产后没有做好身体的气血调理，从而导致气不足、血瘀血滞，身体每况愈下。

因为随着坐月子的开始，产妇体内的热性便会逐渐退去，并开始处于"虚"的状态。产妇若在偏热体质还没调理好时就一味大补气血，容易加重原有不适症状。这也是为什么许多产妇进补后出现问题的时间多集中在产后一周或前半月的缘故。此时只有正确调和气血才能及时调养体质，促进体力的恢复、脏腑气血的复原，避免出现内脏下垂、斑点难消、血液循环不佳、干眼症、易衰老、产后肥胖、更年期提早等诸多月子隐患。

女人以血为本，孕妇、产妇更是时刻离不开"血"的滋养。阿胶，自古就被誉为"补血圣药"。江浙一带自古就有孕前产后进补阿胶糕补血调经的习俗，坚持服用，还有美容养颜的功效。因为阿胶能充血海，调和气血，滋补肝肾，补血益气。

产后服用阿胶则有助于产妇子宫内膜的新生及创面修复，补血养血，预防产后月子病。新产妈妈在恶露排完开始服用阿胶调理，可补养气血，滋阴补肾，恢复身材，持续调理 1 ～ 2 年，会对一生的健康美丽都有好处。

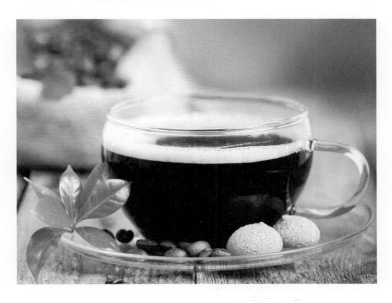

| 脏腑恢复 |

女性分娩后，各个脏器系统恢复到孕前的生理状态，需要一定时间。这个时间通常为 6 ~ 8 周，也就是临床上的"产褥期"，国人所说的"坐月子"时间与此非常接近。

产后妈妈体内生理环境的变化，容易导致经络不通、代谢缓慢，脂肪、毒素堆积等，甚至引起脏腑病变。中医认为，元气为先天之精化生，是人体最重要的气，由先天之本肾所藏，后天脾胃来濡养，肝脏疏泄功能的调节，借三焦和经络循行分布并弥散全身，所以一定要养护好肝、脾、肾和三焦。

脾能生血统血，肝能藏血，而肾虽不直接参与血的管理，但对血的生成和运行都起到很大的推动作用，所以这三个脏腑与我们的健康美丽关系最密切。脾开窍于口，它与美丽的关系主要体现在生化、运行、统摄气血津液方面。只有脾胃功能正常，才能将水谷化成精微，为面部肌肤提供营养。脾胃好，嘴唇红润；脾胃失调，唇色会淡白无华，面色发黄。

肝开窍于目，在体合筋，其华在爪。肝能调畅人体气机，贮藏血液，调节血量。肝所藏的血，是皮肤的养分之源，若肝血不足，脸上容易长斑，面色暗黄，指甲也容易枯槁变形，双眼干涩无神等。

肾主藏精，而头发依赖精血的滋养，头发的生长和脱落、润泽和枯槁、茂盛和稀疏、乌黑和枯白等，都与肾精有关。肾精充足，则头发茂盛乌黑；肾精亏虚，则头发枯槁、稀疏、枯白和脱落。同时，肾又主水，人体代谢的水液得以排出，如果肾不好，身体会发生水肿。

三焦为一腔之大腑，包络诸脏，有运行元气、水谷与水液的功能。三焦功能正常，脏腑功能正常，气血才能充沛，健康美丽才有基础。可以这样说，恢复好脏腑，才是产后身体恢复的关键。

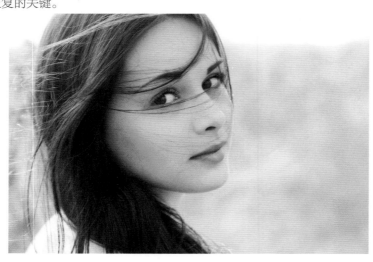

骨盆恢复

　　骨盆对于女性具有非常重要的意义，女性骨盆是产道的重要组成部分，是胎儿经阴道娩出的必经之路，骨盆的形状、大小、宽窄将直接影响到胎儿分娩时的顺利与否。

　　怀孕的时候，骨盆会支撑胎儿、胎盘，以及扩大的子宫内一些额外的液体的重量。准妈妈体内分泌激素，骨盆韧带松弛，微动的骶髂关节轻度移位，带动了耻骨联合的分离，这样在分娩时胎儿才能顺利出盆。生产过后，骨盆肌肉会极度扩张而脆弱，因此，要尽可能常运动这些肌肉，使它们恢复强健的状态。身体健康、注意休息调养的新妈妈分娩后，骨盆会逐渐恢复原状，但有的人恢复起来就没这么容易。很多新妈妈过早下地，过早做家务，干体力活，使得骨盆没有正常地合拢，就会感到骨盆疼痛、腰痛、屁股疼痛等。严重的骨盆松弛还容易引起产后大出血。因为骨盆一旦松弛，就会发生错位，骶骨的边缘会陷入骨盆的内侧，划破子宫颈口，子宫动脉一起被划伤的情况下就会引起大出血。此外，产后骨盆的打开，对于女性的身体健康是非常不利的，它不仅会导致身材走样、腰腿疼痛、小便失禁等一系列后遗症，最严重的是，如果骨盆不能闭合，它将会像一个入风口一样对女性的身体健康造成长久的威胁。

　　恢复骨盆可以帮助消化功能正常，保持优美身材，骨盆正直，脊柱才能保持正常的生理弯曲，身体始终保持正确的姿势，不会发生重心偏移、增加肌肉和韧带负荷、脊椎疼痛的问题，肩颈部肌肉放松自如，背部曲线也就可以优美、流畅。

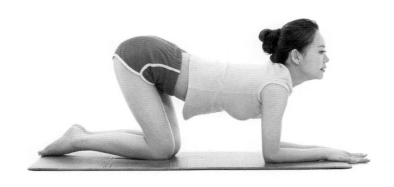

| 卵巢恢复 |

卵巢是女性最重要的内生殖器官，除分泌雌激素和孕激素之外，还分泌少量雄激素。这些激素除了决定女性的生殖功能外，还与女性的美丽密切相关。卵巢保养得好，不仅可以促进生殖和机体健康，调节内分泌，提高性生活质量；还可以使面部皮肤细腻光滑，白里透红，永葆韧性和弹性，肌肉丰满、紧实、圆润。

卵巢全方位调节女性生殖系统的功能，增强卵巢功能，促进卵巢功能成熟和卵巢发育，可调节性激素分泌，从而减轻痛经、月经不调及经前综合征，减少白带和阴道分泌物，缓解手脚冰冷及子官虚寒，经血不足；再度激发女性自身激素的分泌，提高体内雌性激素分泌水平，可保持女性优美的体态，柔美的曲线，同时起到丰胸等效果；调节内分泌系统平衡，稳定机体内环境，提高机体免疫功能，推迟绝经期的到来；保持女性健康的心理年轻心态，可缓解紧张状态及压力，让女性精力充沛，信心百倍；刺激肾上腺分泌雌激素，能使女性的皮肤细腻，面色红润有光泽，减少色斑，改善便秘以及便秘引起的色斑和暗疮等皮肤症状。

产后恢复卵巢要牢记：不要过多地吃甜食，不要过多地摄入盐分，远离冰冷辛辣等刺激性食物，拒绝碳酸饮料，多吃富含纤维素的食物，多吃豆类食物，学会自我按摩。要做好卵巢保养，女性可以经常按摩关元穴，在肚脐以下大概四指宽的位置，经常按摩可以缓解女性月经期间的综合征，减缓月经痛苦。

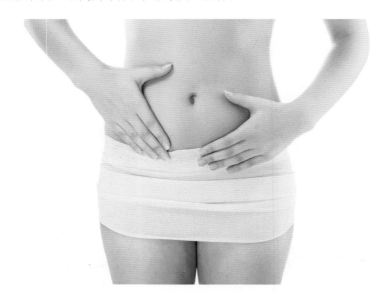

| 子宫恢复 |

子宫是女性重要的生殖器官，也是宝宝最初的摇篮，更是我们美丽的"后花园"的一角，它可以说是我们作为女性行使特权所仰仗的资本。花到了时候会开，果子到了时候会成熟，女性到了合适的年龄阶段也会孕育新生命。我们顺应自然规律，全力以赴地孕育出下一代后，女性的精力会折损不少，而子宫更是会元气大伤，身体会变得赢弱，容颜也会显得憔悴。

要让身体重新恢复美丽和生机，则养护好子宫不能有半点迟疑。子宫在中医里属于胞宫的别称，但所指范围比胞宫要小。它位于人体带脉以下，小腹正中，前邻膀胱，后有直肠，下接阴道，是女性重要的生殖器官。

产后变化最大的当数子宫了。随着胎儿及胎盘的娩出，产后妈妈的子宫开始收缩、复旧。而此时子宫收缩得不好，复原得慢，或是出现其他异常情况，子宫的功能就会降低，从而无法抵抗外来的邪毒，导致炎症等妇科疾病的发生，对产后妈妈以后的生活和健康造成重大影响。为加速子宫收缩，医生一般会在产房内为新妈妈做子宫按摩，并使用子宫收缩药物。新妈妈回到家中，也可以在子宫的部位做适当的按摩。把手放在肚脐周围，做顺时针环形按摩，以此帮助、促进子宫收缩。

新妈妈还要注意避免腰腹部劳累用力，例如搬重物、下蹲的动作，都应尽量避免。还应预防便秘，注意腹部的保暖。

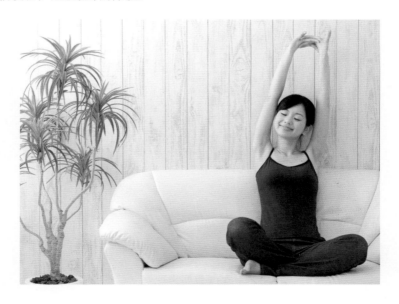

| 阴道恢复 |

女性阴道在产后有自我恢复的能力，所以选择顺产的孕妈们不需要太过于担心产后阴道松弛的问题。对于产后的新妈妈们来说，很多时候只是孕妈们的自我猜测和臆想，觉得顺产后阴道松弛问题会很严重。除了因为胎儿过大、分娩时间过久、先天性构造松弛以及有流产和多次分娩经历的情况之外，一般很少女性在产第一胎后会出现阴道松弛的状况。另外，只要新妈妈们在产后多做一些有助于阴道恢复的运动，那么自然而然阴道的弹性就会很快恢复的。所以产后妈妈不必太担心阴道的养护，但是必须关注，做好相关保养措施就可安心了。

产后阴道恢复，有以下几种方法：

屏住小便：在小便的过程中，有意识地屏住小便几秒钟，中断排尿，稍停后再继续排尿。如此反复，经过一段时间的锻炼后，可以提高阴道周围肌肉的张力。

提肛运动：在有便意的时候，屏住大便，并做提肛运动。经常反复，可以很好地锻炼盆腔肌肉。

收缩运动：仰卧，放松身体，将一个手指轻轻插入阴道，后收缩阴道，夹紧手指，持续3秒钟，后放松，重复几次。时间可以逐渐加长。

其他运动：走路时，有意识地绷紧大腿内侧及会阴部肌肉，后放松，重复练习，比如学走模特步就是其中一项。

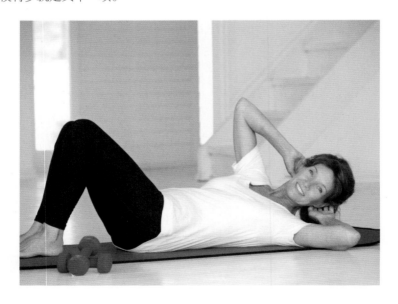

第二章

二部曲：产后调理——美颜

　　产后美颜是每个妈妈热衷的话题，在怀孕期间由于内分泌雌激素水平的变化，很多准妈妈被皮肤问题困扰，如色斑、痘痘等，这些问题或多或少地影响了爱美妈妈的容颜，让人十分苦恼。而且在怀孕期间因为担心影响胎儿发育，很多护肤品都不敢乱用，所以产后就是妈妈们美容护肤的最佳时机。但面对十月怀胎留下的皮肤难题，如何解决才能变回从前漂亮的自己呢？

　　新妈妈不用困惑，接下来，我们将在本章中为每个爱美的妈妈详细介绍安全的中医保养方法，让妈妈们脸上再现动人光彩！

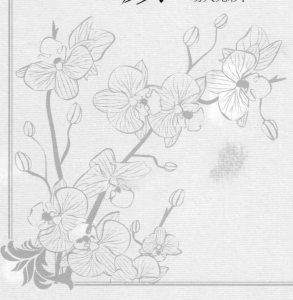

养颜护肤，让皮肤重新"滑"起来

| 产后如何涂出护肤品的最佳效果 |

产后新妈妈为了尽快恢复自己的容颜，购买了大量的各式各样的护肤品，如防晒乳、美白霜、精华素、化妆水……这样多的护肤品全部都要涂抹到脸上，那么谁先谁后才具有最佳的保养效果呢？一般来讲，除了采用基础护肤品外，如果还要同时用功能性护肤品的话，最好一个阶段只使用一种功能性护肤品。不要同时既去斑又除皱，什么都想一次性解决，反而会影响护肤的效果。

护肤品的质地也多种多样，除了油性较重的膏状、霜状护肤品，还有清爽型的乳状、水状护肤品。那么，这些护肤品在使用时应采取怎样的顺序呢？一个总的原则就是：质地越清爽、分子越小的越应先使用。如果先涂美白面霜，再涂保湿乳液的话，美白面霜会在脸上形成一层保护膜，保湿乳液的分子便无法渗透，当然保湿效果就大打折扣了。可参照下面的顺序使用护肤品：**化妆水 — 精华液 — 凝胶 — 乳液 — 面霜**。如果需要化妆，请在完成护肤程序之后再打粉底。

此外，涂护肤品还应该注意以下问题：

1. 护肤品不能代替美容治疗。有的人往往在皮肤出现问题之后才选择一些功能性护肤品，希望借助这些护肤品解决面部出现的问题。其实，护肤品只能起到预防作用，比如去皱霜可以淡化皱纹、减缓皱纹产生，提供皮肤所需的营养，滋润和清洁皮肤，但并不能完全阻止皱纹的产生，更不能使已经形成的皱纹消除。

2. 使用护肤品要注意季节的更换。护肤除了要根据皮肤的特点，如干性、中性、油性或混合性皮肤来选择油性或清爽型护肤品外，根据季节的不同选择不同质地的护肤品

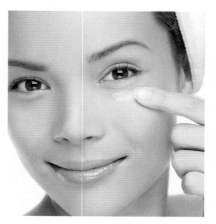

也不容忽视。

3. 要注意护肤品的最佳使用时间。使用护肤品的最佳时间是洗完澡之后，这时候皮肤的新陈代谢旺盛，吸收效果是最好的。做面膜的最佳时间则是在洗澡时，涂上面膜之后，洗澡时热蒸汽会让毛孔完全张开，有利于吸收面膜中的营养成分，可以做到洗澡做面膜两不误。另外，不管使用哪种护肤品都要注意，一定要等肌肤完全吸收没有黏腻感后才能涂抹另一种。

| 产后按摩除皱法 |

产后皮肤松弛怎么办呢？其实从产后第二周开始，新妈妈可以对自己的面部开始进行轻柔的按摩，以打圈形式，由下至上轻轻按摩约15分钟，有微热感最好。但此时切勿对腹部和腰部进行按摩。在平日，新妈妈可以有意识地深呼吸收紧腹部，做一些简单的产后恢复操。产后按摩不仅能帮助妈妈们解决防皱问题，还能促进血液循环，达到快速恢复精力和减肥的功效。

不妨在早起和临睡前试试用以下方法对面部进行按摩：

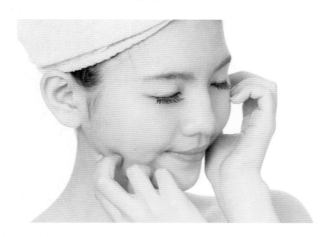

力压明净额：额头是最易出现皱纹的部位。按摩时先由下往上，然后由内侧向外侧，最后手指由发际滑至太阳穴，用力按压太阳穴的美容点。按压此点时一般会感到轻微的疼痛，可据此寻找它。

轻抚盈盈目：眼睛周围的皮肤最容易出现皱纹和水肿，而且此处的皮肤一旦松弛，就很难恢复原来的状态。用中指的指腹沿下眼睑的内侧向外侧，稍微用力进行滑动按摩，返回时在肌肤上轻轻地滑动，这样反复做3次。上眼睑亦是同样要领。

眼角周围小皱纹的预防：从外眼角向太阳穴方向，左右同时按压10次，按压时向斜上方提一提。

圈划桃花颊：用手指由下往上如画圆般移动。首先按摩下颌到耳下的部分，然后由嘴角到耳中央，接下来是鼻的周围到太阳穴，然后再依次按摩脸颊的下方，即四白穴（眼睛正下方3厘米处）、迎香穴（鼻子两侧1厘米处）及下颌部分。

| 好习惯能预防和消除面部皱纹 |

产后妈妈身体新陈代谢能力不如之前，看着脸上的皱纹，心里急切地想要摆脱，但是消除面部皱纹并不能一蹴而就，新妈妈不妨利用产后的时间好好培养新的好习惯来消除面部的皱纹。

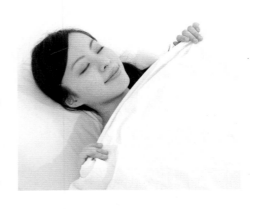

仰睡：很多人觉得仰睡不舒服，但是其实仰睡可以减少脸部的皱纹。所谓仰睡，就是平躺，正所谓天大地大我最大的睡相。这种睡眠姿势不但可以使全身肌肉放松，而且可以减少脸部的皱纹。所以，对于女性来说，适当地仰睡可以预防脸部皱纹出现，抵抗衰老。

别揉眼和眯眼：眼部细纹产生的根本原因是干燥、缺水，眼周的皮肤太单薄，保护能力弱，水分易蒸发，较面部其他部位容易产生皱纹。眼部细纹亦有很多原因是自己造成的，因为很多细纹是表情纹，所以要管好自己的双手，千万不要大力揉眼睛，不要眯眼或使劲看东西。

多吃鱼：特别是三文鱼。三文鱼及其他深海鱼不仅是蛋白质的重要来源，它们还富含一种名叫 $\Omega-3$ 的必需脂肪酸，这种脂肪酸能滋养皮肤，有助于减少皱纹。

还可以多食用胡萝卜、西红柿、土豆、动物肝脏、豆类等富含维生素 A 和维生素 B_2 等有益于保护眼睛的食物。

用可可粉取代咖啡：经研究发现，可可粉中的黄烷醇可帮助改善女性的肌肤，增加皮肤含水量，减少皮肤凹凸不平，并帮助皮肤防御紫外线损伤。

不要过度洗脸：人的皮肤每天会有污垢、皮脂、汗液和残留的护肤品，所以洗脸是必要的，但物极必反，过度洗脸非但不能保护皮肤，还会伤害皮肤。皮肤在不断进行新陈代谢，有一定自洁功能，且由于汗液和皮脂在皮肤表面形成一层弱酸性的脂膜，皮肤看起来才有光泽。如果使劲搓、频繁洗，就会损伤正常的表皮细胞，容易导致皱纹的形成。

多吃水果和蔬菜：美国杜兰大学的研究发现，维生素 C 可以增加胶原蛋白的合成，防止长波紫外线和中波紫外线对皮肤的损伤，纠正色素沉淀，改善炎症皮肤。

多吃大豆：研究表明，大豆有助于保护或治疗部分光老化损伤，改善皮肤组织，使皮肤更加紧致。大豆还含有让皮肤毛发漂亮的蛋白质，但脂肪却较低，多吃大豆少吃肉，则能达到健康减肥的效果。

产后怎样减轻或消除面部雀斑

生了宝宝后，许多新妈妈脸上的斑点一发不可收拾。看着脸上的斑点越来越多、颜色也越来越深，新妈妈们很是着急，产后长斑怎么办才好呢？

其实产后长斑很常见。由于怀孕期间，孕妇脑垂体分泌的促黑色素细胞激素大量增加，而且孕激素、雌激素的激增也会增强皮肤中黑色素细胞的功能，由于孕期激素分泌水平不稳定，部分孕妇会在怀孕 4 个月后出现妊娠斑，通常分布于鼻梁、双颊、前额等部位，呈茶褐色。正常孕妇的斑点在产后 3 到 6 个月会消失。产后妈妈在日常生活中如果能够注意以下几个方面，就能够减轻或消除雀斑。

1. 避免阳光过度照射：阳光直接照射面部可使雀斑数目增多，颜色变深或斑点变大。因此，应避免阳光过度照晒，尤其是夏天和春天，外出应注意打伞或戴宽边太阳帽，及时涂抹防晒霜。

2. 注意饮食：多吃营养丰富和易消化的食物，常吃蔬菜和水果，少吃辛辣等刺激性食物，保持大便通畅，防止便秘的发生。

3. 选择合适的化妆品：产后妈妈在选购化妆品时，要依自己的皮肤来选购，最好是先在手背上试用，如没有不适的感觉再使用，切不可在不了解的情况下就直接涂在脸上。用去皮的荸荠擦脸或用维生素 C 片研碎后调入雪花膏内涂于雀斑上，早、晚各 1 次，可使雀斑明显减轻或消退，尤其是冬天使用效果更好。

4. 不要用唇膏涂抹脸颊：在外参加活动时，往往需要补妆。有些人为图一时方便，常用手指蘸些口红涂抹于面颊上。殊不知，这是极不妥当的。要知道，面颊和嘴唇虽然都在脸部，但其细胞组织结构却不同，把油分多的口红涂在面颊上，经日光照射，就会产生雀斑。

5. 外用药物：外涂 3% 氢醌霜或 10% ～ 20% 的白降汞软膏，每日 2 ～ 3 次，能使雀斑减轻或暂时消退。

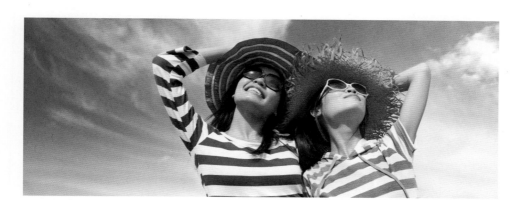

| 产后去黑头的方法 |

黑头是硬化油脂阻塞造成的，通常出现在额头、鼻子等部位。当油脂腺受到过分刺激，毛孔充满多余的油脂而造成阻塞时，在鼻头及其周围经常会有油腻的感觉。这些油脂最终会硬化，经氧化后成为黑色的小点，这些小点就是被称作黑头的油脂阻塞物。遵循下述手法，产后新妈妈可以在家自己去黑头，还不容易伤到皮肤：

1. 用温和的水溶性洁面洗脸后使用含烟酰胺的配方精良的化妆水，可以改善毛孔的形状。

2. 在黑头部位用微热（而不是滚烫）的毛巾湿敷 2 ~ 3 分钟，然后用手指轻轻拍干。

3. 用粉刺针对准黑头部位，然后轻轻向下挤压并向前抻。

4. 要进一步挤出黑头，手指垫上纸巾防滑，并避免指甲意外拉伤皮肤，轻柔均匀地挤压黑头两侧，在毛孔部位轻轻提拉。

5. 只能这样挤压两次。如果看不出效果，说明黑头不能被去除，继续操作很可能会损伤皮肤，形成疤痕。可以过几天再试一次。

6. 最后使用配方精良且不含任何刺激成分的水杨酸产品去角质。

7. 油性肌肤不妨使用不含刺激成分的黏土面膜和吸油面纸，定期清理油脂。

新妈妈必须注意的是绝对不要用力拧、刮、戳、掐或挤压皮肤。虽然黑头看上去很脏，其实却和皮肤是否清洁干净无关。无论你尝试什么方法，黑头都很顽固。在去黑头方面，我们一定要使用正确的方法，不然就得不偿失了。

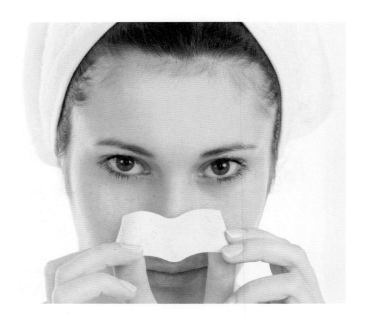

| 产后排毒美白嫩肤法 |

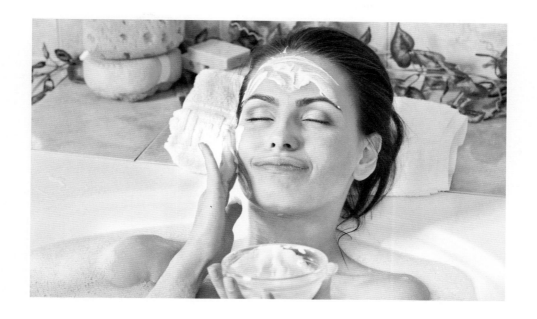

　　产后新妈妈们该如何进行美白的皮肤护理呢？使用具有美白功效的昂贵护肤品显然不能够让皮肤从根本上白起来，完全依赖美白产品是不明智的，新妈妈们可以从以下几个方面来提亮肤色、嫩白肌肤。

　　适当补充维生素C。产后如何令脸上的斑点消失得快一些呢？新妈妈们需要从饮食上来调节，富含维生素C的果蔬，有着非常好的美白淡斑的作用，新妈妈们可以多吃。产后多吃一些新鲜的果蔬汁，不仅可以补充维生素C，令皮肤恢复白皙，而且还能够为身体补充丰富的维生素和矿物质，促进身体的快速恢复。

　　注重防晒护理。在孕期时很多妈妈为了宝宝的健康着想，都选择不涂抹防晒霜，这势必会让紫外线对皮肤产生辐射而使皮肤色素沉积，造成皮肤的斑点滋生和暗黄，所以产后一定要及时涂抹防晒霜，做足皮肤的防晒护理，有效抑制皮肤的黑色素沉淀，让皮肤可以更加白皙光滑。

　　纯天然美白面膜做起来。产后，很多新妈妈为了照顾宝宝，自己都变得懒惰了，心思都放在了宝宝身上，更是忽略了自己的皮肤保养。让皮肤白皙起来，赶走斑点，只需要你稍稍勤快一点就好。日常生活中，有很多的美白原材料都可以做成面膜来护肤，例如珍珠粉、牛奶、柠檬、西红柿等等，都是美白肌肤的好帮手，经常自制纯天然的美白面膜，简单方便，省时省力，其美白效果丝毫不逊色于市场上的美白产品。

｜产后控油养颜妙方｜

产后妈妈不论是中性皮肤、油性皮肤还是混合性皮肤，一般都会出油，而容易出油的地方就是"T"字部位。要解决面部油腻的问题，一般的方法就是勤洗脸，而多数情况下，由于环境、条件的限制不方便洗脸，那只能隔一段时间使用一次吸油纸。如果是经常化妆的新妈妈，除了使用吸油纸外，还可以使用喷壶往脸上喷一些水，然后擦干。另外，也可用散粉来扑一下，利用粉扑来吸油。

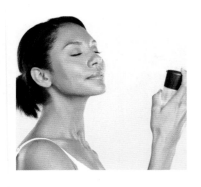

由于环境以及个人皮肤状态的不同，每个人在选择控油产品时也应有不同。控油产品主要有吸油、表面控油、深层控油三种类型。吸油面纸最适合急救，可以收到立竿见影的效果，但每天使用最好不超过两次，否则会破坏皮肤自身的感应机制，造成越吸油越多的情况。建议产后女性用湿棉片代替吸油纸，表面控油产品瞬间就可令肌肤感觉油分少了，毛孔也被填平了，但它和吸油纸一样，只能暂时解决问题，并不能从根本上改善皮肤状况，长期使用会产生毛孔堵塞和肌肤过干等问题。深层控油产品是流行趋势，多采用 B 族维生素、海藻萃取物、金缕梅、鼠尾草等一些天然成分制成，通过深层抑制油脂制造，切断油脂分泌，从源头解决面部油脂问题。但这种标本兼治的方法通常要一周左右才能见效。

晚上是新妈妈修复肌肤、给毛孔进行大扫除的好时机。如果使用的是深层控油产品，在清洁皮肤后，可将产品挤在棉片上，敷在容易出油的地方 10 分钟，之后再用手指轻轻按摩。第二天出门时，可逆着毛孔的方向，按从下到上、从外到内的方向涂抹控油产品，爱出油的"T"区则可以在第一次涂抹的 5 分钟后加涂一次进行重点控制。同时，上妆前应先涂上隔离霜，并使用控油粉底，这样就可以保证面部全天的清爽了。

控油小妙招：

补水法：随身携带喷雾，坚持大量喝水以补充水分。

食疗法：坚持吃一段时间芦荟，满面油光和痘痘的问题会有所缓解。

睡眠法：充足的睡眠能缓解疲劳，减少油分的产生。

面膜法：自制的黄瓜面膜控油效果很不错。

精油法：精油有不错的快速控油效果，可美白和收紧脸部肌肤。

｜产后如何根据自己皮肤的特点化妆｜

产后妈妈的皮肤颜色容易变暗，皱纹增多。所以产后妈妈一定要根据自己皮肤的特点化妆。根据不同的皮肤，选用不同的化妆方法。

根据肤色化妆

产后肤色依然白皙的女性在使用粉底时不应再强调白色，因为皮肤已经较白，应该使用粉红色的粉底，这样可使人显得白里透红，起到明显的化妆作用。胭脂和唇膏也应该选用淡红色，这样整个面部的色调会比较协调。

产后皮肤变化较大且明显变黑的女性应该保持原有的个性美，使用粉底时不要故意涂得很白，更不要擦得太多、太深，浮在脸上就像一层白霜，而且和周边皮肤反差太大，给人虚假的感觉。应该选择接近或略深于自己皮肤的颜色，如褐色系列的玫瑰色粉底和深色的胭脂、唇膏。

红皮肤的人有两种情况，一种是全脸发红，另一种是局部两颊发红。这种红皮肤的女性使用粉底应尽量选用颜色明亮的，薄薄地抹在脸上，使脸部产生透明感。

女性产后脸部皮肤颜色发青是一种疾病，应从诊治疾病着手改善肤色。在疾病未治愈前，化妆可选用明亮度较高的粉底，以显示面部的光亮，掩盖皮肤的青色。

根据皮肤的性质化妆

属于油性皮肤的产后妈妈，其脸上经常油腻发亮，易长粉刺、疙瘩，但不易起皱纹，还经得起各种刺激。所以，油性皮肤的新妈妈选用化妆品，可用"水包油型"的液体膏霜。

干性皮肤的特征是质地细嫩，毛孔不明显，不冒油，干净美观，但经不起风吹日晒。干性皮肤的新妈妈适合用"油包水型"化妆品。这种化妆品油溶性物质含量较多，容易透过毛囊和皮脂腺被皮肤吸收，保护皮肤的效果比较好。

中性皮肤对外界的刺激不太敏感，一般化妆品都适用。但皮肤往往一部分比较偏向于干性，一部分偏向于油性，可按具体情况分局部选用化妆品。

敏感性皮肤的最大特点是对外界的刺激比较敏感，故只宜使用刺激性小的化妆品，而含乙醇、香精较多的刺激性强的化妆品，如香水、花露水等则不宜经常使用。此外，要特别注意皮肤对化妆品的反应，谨防发生过敏性皮炎。

根据季节和时间化妆

在不同季节和时间，化妆的色彩也有讲究。炎热的夏天，淡妆会给人清新的感觉，而如果用浓重的颜色，就会给人以热的感觉，与季节不协调；寒冷的冬季，鲜明的化妆色彩会令人感到温暖。

水肿

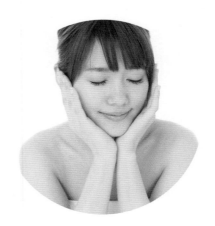

不少产后妈妈血液循环代谢能力差，或者因睡前大量喝水、久坐不动、熬夜等不良习惯导致水肿。血液循环系统功能变差，来不及将体内多余的水分排出，水分滞留在微血管内，甚至回渗到皮肤中，这就是产生膨胀水肿的原因。

养颜方法一：点按法

用两手的食指从鼻翼两侧沿着鼻梁往上画圈；接着从眼睛的上眼皮由内往外轻轻画圈；最后从眼睛的下眼眶由内往外轻轻画圈。

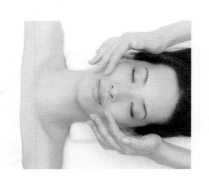

养颜温馨提示：**指甲不宜过长，点按时要轻柔一些，动作要连贯、自然，这样才能对穴位进行温和有效的刺激。**

养颜方法二：刮痧法

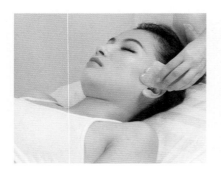

用刮痧板从额头中间刮向两边；接着绕着眼部四周刮；然后由下巴往眼角的方向刮；最后由左边唇角往右边唇角方向刮，刮至皮肤微红。

养颜温馨提示：**刮的时候手法的轻重要掌握好，先轻后重，方向是由上至下，力度以自身能承受为限，切不可使用蛮力。**

双下巴

产后妈妈新陈代谢变得缓慢，容易形成双下巴。这种一般属于水肿型双下巴，是很容易通过按摩改善的，如果长期坚持下去，就可以做到消除双下巴了。下面推荐的理疗手法都是不错的方法，只要能坚持下来，就能打造出一张小巧精致的脸。

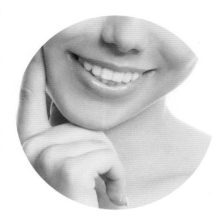

养颜方法一：点刮法

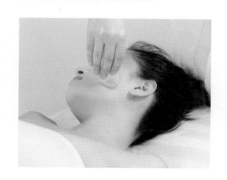

用刮痧板分别点刮廉泉、大迎、颊车等穴，每穴 1 分钟。

养颜温馨提示：先轻后重，由上至下，力度以自身能承受为限，不可用蛮力。饿的时候和刚吃饱饭后不要进行刮痧，以免血糖突然过高或过低伤害到自己的身体。

养颜方法二：按摩法

用两手掌从下颌尖部开始向两边摩擦至耳前部，然后再擦回下颌尖部，反复操作 1 分钟。

养颜温馨提示：如果产后妈妈以轻轻拍下颌两侧及颊部配合上面的按摩，去除双下巴的效果会更好。

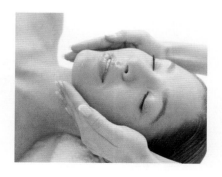

色素沉积

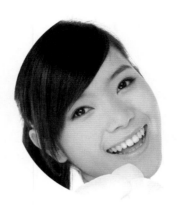

产后妈妈的皮肤变黑变黄是由于色素沉积。因为孕期的内分泌会发生变化，皮肤这个时候会变得比较敏感，同时皮肤的抵抗力也会下降，会导致色素沉积，从而使皮肤变黑发黄。

其次，新妈妈生产后，身体要经过一段时间的调理才能恢复，这时新妈妈的新陈代谢会比较缓慢，体内的毒素就没有办法顺利地排出，就会形成色素堆积，从而引起皮肤的变化。

养颜方法一：刮痧法

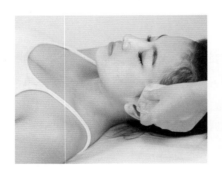

用刮痧板从额头中间刮向两边。接着绕着眼部四周刮。然后由下巴往眼角的方向刮。最后由左边唇角往右边唇角方向刮。刮至肌肤微红。

养颜温馨提示：刮时先轻后重，由上至下，力度以自身能承受为限，不可用蛮力。保持肌肤的润滑，饥饿或饱食后不要操作。

养颜方法二：精油按摩

将精油溶于乳液中，然后用手搓热，再涂抹在脸上，利用热气提升皮肤的吸收能力。用保鲜膜盖住涂抹了精油的皮肤，使其完全贴合。将温热的毛巾敷在保鲜膜的表面，用其热度促进精油渗透进皮肤中。等毛巾慢慢变凉后，再取下毛巾和保鲜膜，然后再用毛巾拭去多余的精油，涂上基础保养品。

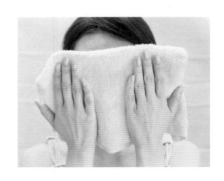

妊娠斑

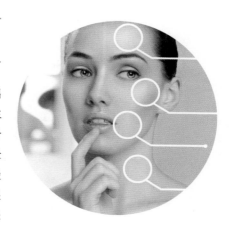

产后妈妈通常脸上会有不同程度的斑点出现，事实上这些斑点多属于妊娠斑，是产妇生产后体内激素发生变化所引起的。如果等着身体自我恢复来祛除脸上的斑点，通常需要很长的时间，这对于爱美的女性来说是一个十分漫长而艰辛的过程，所以为了尽快祛除脸上碍眼的斑点，恢复光洁亮丽的皮肤状态，就需要采取一些措施进行干预调理。

养颜方法一：刮痧法

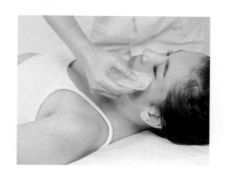

用刮痧板从鬓角处的耳和髎穴处向前下方，经下关、颊车等穴刮至下颌正中的承浆穴处。 然后由目内眦处向外下方，经迎香、巨髎、颧髎等穴，刮至颊车穴处。

养颜温馨提示：刮时先轻后重，由上至下，力度以自身能承受为限，不可用蛮力。保持肌肤的润滑，饿和刚吃饱饭不要操作。

养颜方法二：按摩

用食指、中指指腹从印堂穴揉按至太阳穴，用四指指腹由下往上推揉承浆穴、颊车穴、颧髎穴。

养颜温馨提示：按揉头部穴位时力量不宜过大，热度以自身能承受为佳。

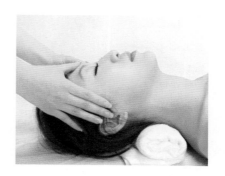

皱纹

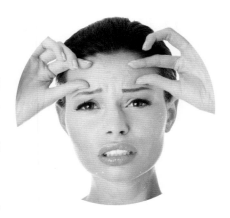

过度大笑，面部表情过于丰富，在言谈、阅读、看电视时，会使印堂、眼、口等部位周围出现小皱纹。做面部按摩时，如程度和手法不对，过于频繁地直接刺激皮肤也会形成皱纹。又如长期由下往上抬眼看人，超出皮肤弹性负荷，久而久之会形成抬头纹。

皱纹一旦产生，便很难消除，因此应及早采取科学的方法预防和延缓皱纹的产生。

养颜方法一：刮痧法

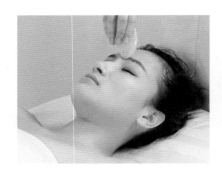

在面部均匀涂抹上橄榄油或甘油。用刮痧板刮睛明、攒竹、鱼腰、丝竹空、瞳子髎、承泣、四白等穴，刮至肌肤微红。

养颜温馨提示：刮的时候先轻后重，由上至下，力度以自身能承受为限，切不可使用蛮力，记得时时保持肌肤的润滑，另外，饥饿和饱食后不要操作。

养颜方法二：按摩法

用大拇指和食指的指腹抓住下巴部位，由下往上轻捏。然后绕着嘴巴的周围，轻轻抓捏。指腹从下巴捏至眉头时，按在眉头停10秒钟，再以中指指腹，按压鼻翼两侧，每次3～5分钟，早晚各1次。

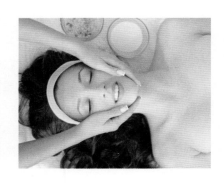

养颜温馨提示：指甲不宜太长，力度要轻柔，动作要连贯、自然，才能对穴位进行温和有效的刺激。

黑眼圈

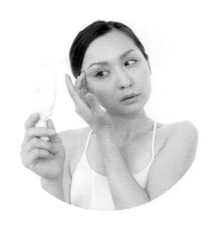

　　新妈妈们产生黑眼圈的原因有如下几个：一是怀孕后，没有注意合理的作息时间以及身体营养的补充，这时候很容易出现身体的"气血不足"的现象，黑眼圈则自然会出现。

　　二是怀孕之后很长一段时间里，新妈妈们情绪不佳，三是睡眠质量不好，新妈妈们在晚上要照顾宝宝，睡眠不好，这样长时间的作息习惯的紊乱，也很容易造成黑眼圈。

养颜方法一：灸疗法

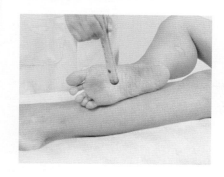

　　用艾条依次灸四白、太溪、涌泉、肾俞穴，每穴灸 5 ~ 10 分钟。

养颜温馨提示：**注意随时清理艾条上的艾灰，以免掉落烫伤受灸者。每穴以灸至皮肤红润为度。**

养颜方法二：刮痧法

　　用刮痧板从额头中间刮向两边；接着绕着眼部四周刮；然后由下巴往眼角的方向刮；最后由左边唇角往右边唇角方向刮，刮至皮肤微红。

养颜温馨提示：**刮时先轻后重，由上至下，力度以自身能承受为限，不可用蛮力，保持肌肤的润滑，饥饿和饱食后不要操作。**

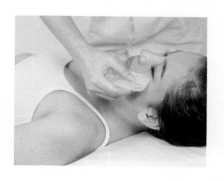

痤疮

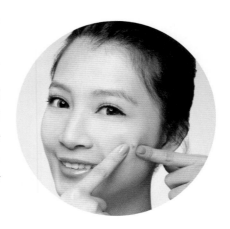

新妈妈产后长痘痘除了内分泌变化这个原因外，还有可能是情绪压力以及睡眠受到影响造成的。另外，也不能排除坐月子时进补过头的因素。特别是本身身体就比较燥热的新妈妈，针对这些情况，小编建议试试安全的按摩方法去除脸上的痤疮。

养颜方法一：灸疗法

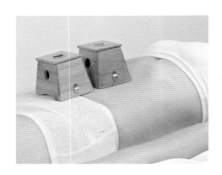

取仰卧位，用艾灸盒灸神阙、气海、关元、脾俞、肾俞、涌泉穴，每穴灸5～10分钟。

养颜温馨提示：注意随时清理艾条上的艾灰，以免掉落烫伤受灸者。每穴以灸至皮肤红润为度。

养颜方法二：按摩法

用拇指按摩百会穴、神庭穴、攒竹穴、阳白穴各50次，按摩使经络运行，有助于提高皮肤活力。接着按摩合谷、鱼际、少泽、八邪等80次，力度适中。

养颜温馨提示：按揉太阳穴大概50次，顺时针揉，力度适中。

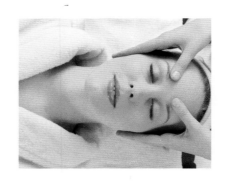

色斑

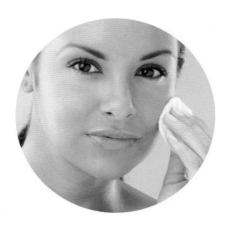

　　生产前后新妈妈体内雌激素的改变，会使黑色素沉淀。由于产后新陈代谢慢，新妈妈体内的毒素无法顺利排除，也会加速色素的沉着。同时色斑的产生还和情绪以及日晒有一定的关系。新妈妈的色斑大多属于妊娠斑，会随着产后的身体恢复渐渐消失，但是通常比较缓慢，如果新妈妈想尽早恢复健康，就要进行一些自我的调理。

养颜方法一：灸疗法

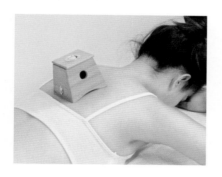

　　用艾灸盒灸肝俞、心俞穴，用艾条灸行间、神门穴，每灸穴 5 ~ 10 分钟。

养颜温馨提示：施灸期间注意休息。做艾灸前可以适当用薏米、砂仁煮水泡脚，益气补血。适当口服香砂六君子丸，每天 1 次，10 次为 1 疗程，2 ~ 3 个疗程即可。

养颜方法二：按摩法

　　将拇指伸直，其余四指握起，用拇指端点压斑面中心，按压方向要垂直，用力由轻到重，稳而持续，使刺激充分透达表皮与真皮之间，忌猛然发力及发力后摇动。按压点由中心向外做周围扩展，达到斑的边缘。

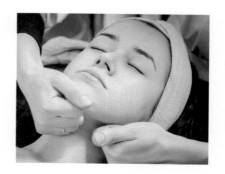

黄褐斑

产后的黄褐斑，是一种很正常的生理变化，所以不用过分担心，产后黄褐斑主要以调节为主。中医认为黄褐斑的产生与我们的肝、脾、肾有很密切的关系。肝虚火旺、脾虚湿蕴，都给黄褐斑创造了好的生长环境，要想彻底赶跑黄褐斑，就得从疏肝、养脾、补肾开始。

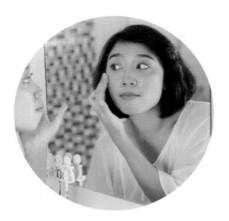

养颜方法一：灸疗法

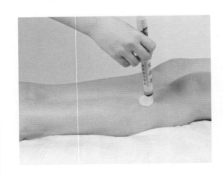

用艾条隔姜灸肝俞、肾俞、血海、足三里、阳陵泉穴，每次每穴灸 3 ~ 6 分钟，以局部皮肤温热舒适、红润为度，隔天1次，7 日为 1 个疗程。

养颜温馨提示： 艾灸以耐受的最大热感为佳。体虚、局部感觉迟钝的将手指置于部位两侧，通过手指感觉来测知受热程度，以便随时调节施灸的距离和防止烫伤。

养颜方法二：按摩法

取俯卧位，按摩足太阳膀胱经，由足跟外上行，由上而下刺激5遍。在肝俞、肾俞、脾俞、三焦俞等穴位稍停片刻按揉之。食指指压足小趾外束骨。每秒1次，共按 5 ~ 10 次。

养颜温馨提示： 按摩时手法的轻重要掌握好，先轻后重，力度以自身能承受为限，切不可使用蛮力。

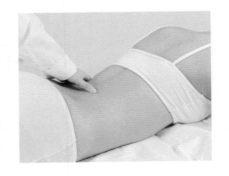

皮肤松弛

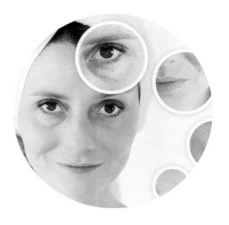

产后新妈妈看见自己松弛的皮肤，怎么都打不起精神来。在怀孕期间，因为怕伤害宝宝，很多准妈妈都不愿意多用护肤品来保养皮肤，产后也是忙着照顾宝宝，无暇顾及自己。那么产后新妈妈该怎么让自己的皮肤恢复弹性呢?

养颜方法一：按摩法

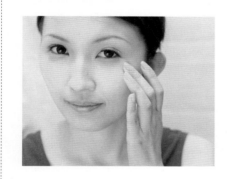

以指腹按压眼眶周围，每个位置按压5分钟，重复3次。

养颜温馨提示：注意指甲太长的话，很可能在按的时候刮伤自己的脸，所以记得在按摩之前修剪一下自己的指甲。还有点按的时候力度要轻柔一些，动作要连贯、自然，这样才能对穴位进行温和而有效的刺激。

养颜方法二：瑜伽体之蛇击式

跪坐，臀部放在两脚脚跟上，两手放在两边大腿上，脊柱挺直，身体前俯，前额触地，手臂前身触。曲臂，抬头，塌腰，让胸部贴近地面，让躯干缓缓地沿地面向前移动。到尽头后，双臂伸直，将上身撑起来，头向后仰，眼睛向上看。保持20秒，自然地呼吸。结束时，按反过来的顺序做，回到起始状态。

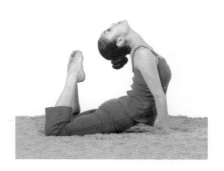

嘴唇发黑

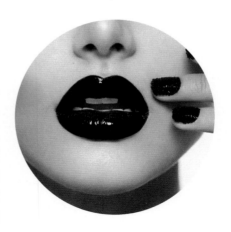

如果说眼睛是心灵的窗口，那么嘴唇可以看作是健康的窗口。嘴唇的颜色、光泽、质地无一不反映嘴唇的健康状况。水润的唇色能让个人魅力增色不少，因此，产后妈妈要注意唇色的变化，让自己拥有健康水润的嘴唇。产后妈妈嘴唇发黑，可能是消化系统异常的表现，食欲不佳、便秘、腹泻、腹胀，嘴唇会呈黑色。嘴唇泛黑或呈紫黑色斑点的人，可能缺乏维生素C。

养颜方法一：点刮法

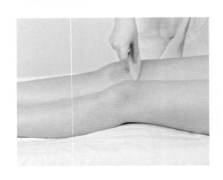

用刮痧板点按关元、血海穴，每次每穴点刮3～6分钟，以局部皮肤温热舒适、红润为度，隔天1次，7日为1个疗程。

养颜温馨提示：先轻后重，由上至下，力度以自身能承受为限，不可用蛮力，保持肌肤的润滑。饥饿和饱食后不要操作，以免血糖突然过高或过低伤害到自己的身体。

养颜方法二：灸疗法

用艾条温和灸大椎、气海、足三里、关元穴，每次每穴灸3～6分钟，以局部皮肤温热舒适、红润为度，隔天1次，7日为1个疗程。

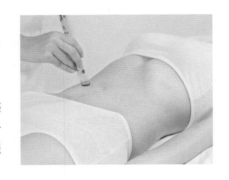

养颜温馨提示：艾灸以耐受的最大热感为佳。体虚、局部感觉迟钝的将手指置于部位两侧，通过手指感觉来测知受热程度，随时调节施灸的距离和防止烫伤。

第三章

三部曲：产后调理——塑形

　　新妈妈在分娩后除了疼爱小宝宝以外，最关心的恐怕就是自己身材的恢复了。坐月子过程中，每天吃得多动得少，身体吸收了大量的脂肪、蛋白质及过多的热量，会很快发胖，身体各关节还会产生酸胀、无力、僵硬等症状。新妈妈产后如果能循序渐进地做一些热身锻炼，对于帮助体形恢复有着事半功倍的效果。

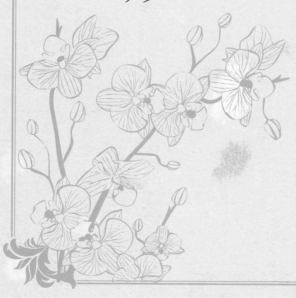

呵护乳房健康，重塑乳房之美

｜掌握饮食智慧——既丰胸又防病｜

产后的新妈妈们需要补充丰富的胶原蛋白，因为胶原蛋白不仅可以让乳房丰满，还有助于奶水的增多，这样对于妈妈和宝宝都是大有裨益的。日常可以多吃猪蹄、鸡翅、猪皮等富含胶原蛋白的食物。另外也可以根据需要服用一些胶原蛋白产品。同时要避开刺激性食物，多食用清淡而非咸、辣、酸的食物。为了使胸部血液循环顺畅，建议食用大豆等非肉类食品来摄取蛋白质，特别是每天早晨坚持喝豆浆或豆奶，不仅对恢复胸部线条有帮助，还能缓解因怀孕引起的便秘。另外，充分摄取乳制品和鱼可以使你的胸部以及整个身体的线条迅速恢复。综合来说，给自己定个饮食原则，坚持下去，就能看到美丽的胸部线条了。

荤素搭配合理：猪肝、牛肉等肉食可促进乳房发育，维持其丰满弹性。而富含纤维素的蔬菜和新鲜水果能促进肠胃排空，保证小肠的吸收速度。

保证植物脂肪的摄入：乳房的大小和体态胖瘦基本上是相称的。想要脂肪量增加，在正常的脂肪摄入量中，要提高植物脂肪的摄入量，因为植物性脂肪的主要来源是植物油，植物油含有人体必需的脂肪酸。

多食豆类：大豆所含的多种微量元素对人体的生长发育、新陈代谢、内分泌活性、神经结构、免疫功能均有着重要的作用。女性经常吃些豆类，可大大改善乳房发育状况，使之丰满优美而性感。

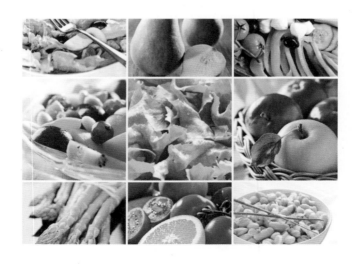

过度节食会让乳房干瘪、变小

有的新妈妈因为产后发胖而急于进行减肥，而节食是最直接最普遍的减肥方式。长期处于饥饿的状态，人体必然会调动储藏的脂肪和蛋白质来应付，而乳房的主要成分便是脂肪和胶原蛋白。胸部脂肪减少、皮肤松弛、胸肌流失，而营养不足又引起腺体组织萎缩，整体胸部组织减少，但连接胸肌和乳房的结缔组织却没有随之减少，因此胸部就变小变下垂了。因此，妈妈们产后千万不要急于节食减肥，应当采用正确的方式循序渐进地减肥。

月子和哺乳期间瘦身非常伤身，新妈妈必须格外注意。中医讲，产后出血引起气虚、气血不足，这时候最需要调养身体，补充营养，绝对不可以不顾及自己身体，强行过度节食。

乳房最爱的营养素

女人乳房的健康取决于乳腺和脂肪，所以更好的营养，是乳房健康的关键。据研究发现，大约有1/3的乳腺疾病都与饮食有很大关系。在生活中如果能合理搭配饮食，既能预防乳腺病，还能对乳腺疾病有一定辅助治疗作用。有利于乳房健康的营养素如下：

维生素E：维生素E具有帮助乳腺发育，让乳房组织更富有弹性的功能,常见的坚果、种子类食物中就富含维生素E，如黄豆、花生、核桃、芝麻、杏仁等。

胶原蛋白：补充胶原蛋白，可促进乳房光洁度，使乳房有弹性、不粗糙，这也是促使乳房健美的主要条件之一。富含胶原蛋白的食物有肉皮(包括猪、鸡、鸭、鹅皮)、猪蹄、鸡鸭爪、鸡翅以及甲鱼等。此外,胶原蛋白的形成与维生素C和蛋白质有密切关系,因此,为了乳房健美还应多吃一些富含维生素C的食品,如橘子、胡萝卜；富含蛋白质的食品,如禽蛋类和豆类食品。

不饱和脂肪酸：体态丰满的人乳房中脂肪积聚多，所以显得大一些，相反，体瘦的人,乳房中脂肪积聚也相应较少,故乳房小些。想要脂肪量增加,在正常的脂肪摄入量中,要提高植物性脂肪的摄入量,因为植物性脂肪的主要来源是植物油,其含有人体必需的不饱和脂肪酸,如橄榄油等。

水：营养学家发现，多喝水对乳房健美很有帮助。如能每天坚持喝八杯水或无咖啡因饮料，则对滋润皮肤和乳房丰满大有裨益。

| 尽量少吃油炸食物，避免加重乳腺增生 |

乳腺增生是乳腺导管上皮及其周围结缔组织和乳腺小叶的良性增生性疾病。产后妈妈在哺乳期间没有注意正确的哺乳方法，容易诱发产后乳腺增生；另外保持乐观的心态，能有效减少乳腺增生的发生率。在护理乳腺增生期间知道一些饮食注意事项可让乳腺增生更早地康复，尤其是尽量不吃油炸食品，一方面在高温下，面粉中的维生素 B_1 全被破坏了，另一方面是油大，脂肪摄入得多，所提供的热能也多。吃了

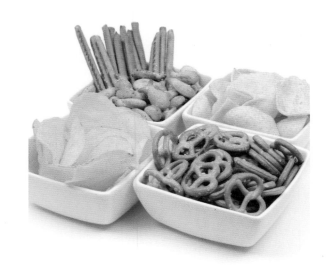

油腻、厚味，往往犯懒、犯困。多食少动使体内积存下过多的脂肪，从而出现肥胖。摄入过高的脂肪和动物蛋白及饮食无节制造成的肥胖会促进人体内某些激素的生成和释放，刺激乳房腺体上皮细胞过度增生。所以应当尽量少吃。

七招轻松对付乳腺增生

1. 心理上的治疗非常重要，乳腺增生对人体的危害莫过于心理的损害。不良的心理因素如：过度紧张引发忧虑悲伤，造成神经衰弱，会加重内分泌失调，促使增生症的加重，故应解除各种不良的心理刺激。对心理承受差的人更应注意，少生气，保持情绪稳定，会有利于乳腺增生早康复。

2. 改变饮食，防止肥胖。少吃油炸食品、动物脂肪、甜食及进补食品，要多吃蔬菜和水果类，多吃粗粮。黑、黄豆最好，多吃核桃、黑芝麻、黑木耳、蘑菇。

3. 生活要有规律、劳逸结合，保持性生活和谐，可调节内分泌失调。保持大便通畅会减轻乳腺胀痛。

4. 多运动，防止肥胖，提高免疫力。

5. 禁止滥用避孕药及含雌激素美容用品，不吃用雌激素喂养的鸡、牛肉。

6. 避免人流，产妇多喂奶，能防患于未然。

7. 自我检查和定期复查。

安全瘦身运动——做法很简单，效果很明显

想要拥有丰满的胸部，就要做一些运动来加强胸部肌肉锻炼，虽然乳房本身没有肌肉，不会由于运动而使乳房变得坚挺，但乳房上面是胸部肌肉，却可以通过运动来使这部分肌肉得到锻炼，既可以瘦身又可以达到丰胸的效果。下面就为你推荐 3 款运动丰胸的有效方法：

1.**游泳**：自由泳和仰泳均可锻炼此处肌肉。

2.**推手法**：双臂抬起与肩同高，双手合十；两手心用力向内互推，直到手臂手肘微酸为止。

3.**掌上压**：两只手掌心相对，紧压一个中等大小的球，置于胸前，慢数到 8，然后松开。每天至少做 8 次，以后可逐渐增加。

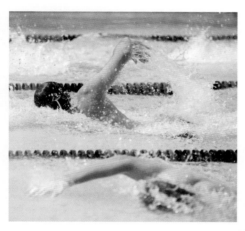
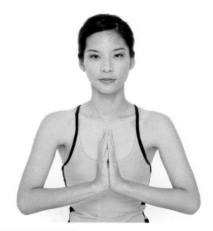
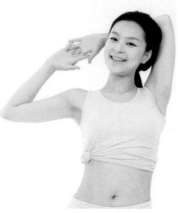

| "8"字按摩法 |

正确的丰胸按摩手法不仅能增大胸部，还能预防乳腺癌等乳房疾病。但是错误的丰胸手法不会有效，甚至会让胸部下垂。这一套8字按摩手法，可以帮助你挺拔美胸。

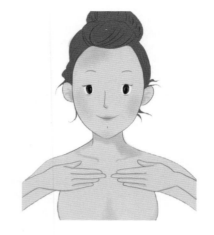

1.四指并拢，虎口朝上，环绕乳房画圆圈按摩，按摩的时候避开乳晕。左右各按摩100次。然后虎口向内，中指、食指及无名指由内到外在乳晕周围画小圈按摩，同样左右各按摩100次。

2.双手抱住整个乳房，然后按压乳房周围的乳腺组织，按压的力度不要太大，每次按摩停留3秒。重复操作5～6次。

3.双手四指并拢，按照图示的方向。双手放在锁骨下，沿着乳沟的位置向下按压到乳房外侧，重复操作5～6次。

4.四指并拢放在双乳中间，环绕乳房，做"8"字形来回按摩。重复按摩5～6次。

5.双手托着乳房,轻轻向上挤乳房50下，挤按的时候要避开乳晕。

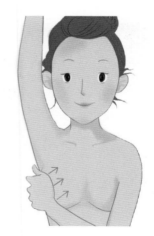

6.双手轮流向上拍打乳房，每侧拍打30下，拍打的时候避开乳晕。然后掌心朝上，双手轮流抓提单侧乳房，左右各100下，抓提的时候要避开乳晕。

7.双手将乳房向上抓起，向上抓起的时候轻轻按压乳房周围的穴位。共重复50次。

| 画圈按摩法 |

丰胸按摩的要点是刺激穴位，只要掌握手法，完全可以在家自己按摩。具体有以下4步，你可以依次进行：

1. 从乳房中心开始画圈，往上直到锁骨处。
2. 从乳房外缘开始，以画小圈方式做螺旋状按摩。
3. 两手掌轻轻抓住两边乳房，向上微微拉引，但是不要太用力。
4. 每个动作重复 8 ~ 10 次。

| 按压法 |

乳房按摩不仅可以预防乳腺炎等疾病，更可防止乳房松弛、下垂，保持乳房美丽的外形。

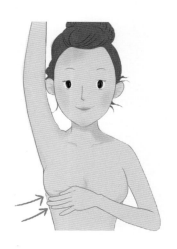

先按乳头

1. 右手抬起，用左手手指指肚紧贴胸部夹起乳头，并顺势轻轻向里拉，注意力度，避免引起疼痛。

2. 用左手食指和中指紧贴胸部夹起乳头轻轻挤压，手指稍稍并紧，成圆弧形旋转。

3. 用左手从乳房下面托住并顺势向腋窝方向轻轻地揉乳晕，右手轻轻地挤压住。

再按乳房

4. 一手按住腋下部位，另一只手的手掌托住一边乳房并轻轻向上推。

5. 两手贴紧乳房四周由内而外打圈按摩。

6. 一只手放在胸骨位置，向腋窝方向做螺旋状按摩。

7. 一只手托住乳房，另一只手从下而上轻轻敲打乳房，力度以不出现疼痛为佳。

| 螺旋按摩法 |

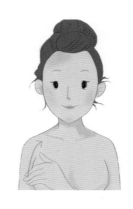

　　倒少量调好的按摩油在手上（或者直接滴在胸部上），然后均匀地涂抹在胸部。在按摩过程中如果感到按摩起来不是很滋润，即有涩的感觉时随时再加少量按摩油。按摩可以分四步来进行：

　　1. 左手以大拇指为一边，另外四指合拢为一边，虎口微微张开，四指紧贴乳房正中央，以顺时针方向往锁骨方向推，以防胸部外扩，每边推30下。

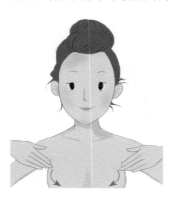

　　2. 双手大拇指为一边，另外四指合拢为一边，虎口微微张开，双手使用四指从两边侧乳腋下做圆周形按摩，重复30次。

　　3. 手做成罩子状，五指稍分开，能罩住乳房的样子。要稍稍弯腰，双手罩住乳房后从底部（不是下部）往乳头方向做提拉动作。重复20次。

　　4. 双手绕着乳房做圆周形按摩，按摩到胸部上剩下的所有精油都被吸收完为止。

| 乳房按摩的注意事项 |

　　1. 乳腺管是呈放射状的，所以按摩时应该是四个手指并拢，拇指分开，两手握住两侧乳房，从外侧向中心顺着乳腺管的方向打圈按摩。如果胸部是向外的，在按摩的同时向中间推。如果是下垂的，则同时向上推。注意不要太用力，一般5~10分钟，感觉微涨热即可。

　　2. 按摩的时间长短自己把握，按摩的次数不要太多，每天坚持最佳。

　　3. 胸部按摩是非常棒的一种丰胸手段。通过按摩，能够促进胸部血液以及淋巴循环，刺激激素的分泌，增强胸部弹性，起到丰胸的效果。不过很多人都盲目地以为"我越使劲，按的时间越长，它就长得越快"。其实，这种想法是大错特错的！长时间过度按摩胸部，会造成肌肤松弛，严重的还会出现胸部变形的情况，如果加上按摩手法不正确，类似向下按摩，不仅达不到丰胸目的，相反只会让胸部越来越小。

| 丰胸瑜伽，让胸部弹性十足 |

要想胸部持久挺拔，有弹性，丰胸瑜伽运动效果非常好，可加速血液循环，促进乳腺生长，加速乳房的坚挺。下面就教给大家五个丰胸瑜伽动作。

一、立姿挺胸运动

站立姿势，双手举过头顶，然后往下，再上举。强度小，效果也不错，每天最好做 4 ~ 5 组。

二、跪姿挺胸运动

有助于加强胸大肌的锻炼，而且强度不大，适合女性健美胸部。采取跪姿，然后上身倾斜，慢慢起身，挺胸，刚开始时不宜太剧烈，以 20 次为一组，每天 3 组最好，也可以慢慢适当增加。

三、扩胸运动

双手分别握住毛巾两端，使毛巾缓直，并试着让胸大肌用力，使手臂往上抬高。手臂往上抬时要吐气，放松时要吸气，重复动作 10 次以上。

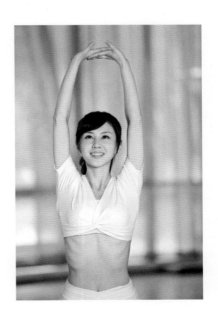

四、聚拢胸部活动

1. 双臂移到胸前，两个手掌合拢。

2. 吸气，两掌用力紧压，使两个胳膊肘展开。

3. 保持步骤 2 的姿势，一边吐气一边努力挺直上身，使胸部感到有拉力，宛如上身的前后和胸部被拉伸开的感觉，保持 10 秒后放松身体。重复 5 次，拢胸效果明显。

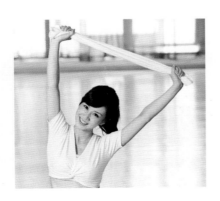
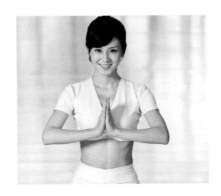

拯救骨盆，产后减肥的关键在于骨盆

| 产后体形变化的最关键因素 |

　　产后骨盆松弛是很多新妈妈的亲身体验，在怀孕期间和分娩时耻骨联合部和骨盆松弛，严重的则导致产后骨盆损失而引起腰痛。怀孕期间因一个叫作弛缓性因子的激素的作用引起骨盆扩张，胎儿娩出后，骨盆达到最松弛的状态，如果不加以重视，则会产生骨盆松弛。

　　女性骨盆是胎儿经阴道娩出的必经之路，由骶骨、尾骨和左右两块髋骨组成。骨盆的骨与骨之间，由骨盆前面的耻骨联合和后面的骶髂关节、骶尾关节以及两对骶结节韧带、骶棘韧带连接。由骨、关节、韧带紧密围成的骨盆成为一个整体发挥着作用，非妊娠状态下，骨盆关节没有变化，不会出现疼痛。

　　妊娠期间，在孕 10 周左右体内开始分泌黄体素，使骶髂关节和耻骨联合的软骨和韧带变得松弛柔软，骶髂关节和耻骨联合变宽，活动性增加。到孕后期，耻骨联合平均增宽 0.3 ~ 0.4 厘米，骶尾关节后移可达 2 厘米，为自然分娩做好准备。

　　在分娩时，耻骨联合及两侧骶髂关节均出现轻度分离，使骨盆短暂性扩大，有利于胎儿的娩出。产妇大都在分娩后黄体素分泌恢复正常，松弛的韧带及软骨也随之恢复。有 0.05% ~ 0.10% 的产妇因黄体素分泌过多，致使韧带过度松弛，分娩时两侧骶髂关节及耻骨联合易发生分离。这就是骨盆被撑大，造成产后形体变化的最关键因素。

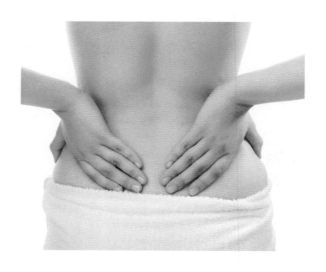

| 产后痛与体形管理，一切开始于骨盆 |

产后松弛的腹肌恢复不良，会导致脂肪堆积，小腹隆起，影响美观，如骨盆恢复不良，不仅可导致大屁股、胯部增宽，影响美观，还会导致 O 形腿、腰痛和一些妇科疾患。因此也可以说女性产后骨盆的恢复比腹肌的恢复更重要，而且骨盆恢复不良，最终也会影响腹肌的恢复。盆骨的恢复对产后妈妈的重要意义不言而喻：一是温宫散寒，活血化瘀，清除盆腔毒素，排除瘀积的经血和毒素。二是维持女性正常的性功能；改善性功能低下、性冷淡等，保持女性魅力。三是健肾养阴，滋润女性生殖器官，保持女性年轻态，恢复青春活力。四是预防和辅助调理各种妇科炎症，痛经、月经不调等妇科疾病。

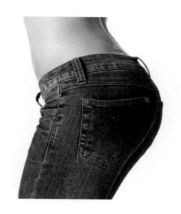

| 分娩让骨盆弹力组织最大限度地松弛了 |

骨盆底肌肉对怀孕的女性来说，最主要的作用是支撑和保护子宫内的宝宝。当女性怀孕后，骨盆底肌肉就变得非常的柔软有弹性，再加上宝宝的体积一天天变大，准妈妈就会越来越感觉到沉重和不舒服，尤其到了孕后期，孕妈妈甚至会出现漏尿的情况。此外，如果骨盆底肌过分松弛的话，就会导致孕妈妈尿失禁，甚至是子宫脱垂，也会诱发下肢静脉曲张、水肿等症状，同时孕妈妈在分娩后，骨盆底肌的过分松弛会导致女性在产后体形受到影响，且还可能会使得性愉悦减弱。

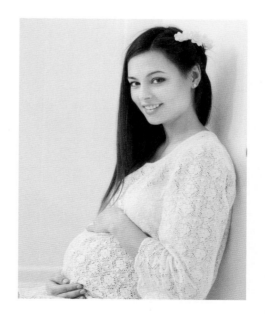

| 骨盆走样，破坏身材美，也是疾病诱因 |

由于骨盆支撑着上半身，所以骨盆一旦松弛，新妈妈身体就要通过臀大肌和臀中肌这类臀部上的肌肉以及腰部的肌肉来支撑，容易导致身材走样，并发生腰痛以及肩酸等现象。而骨盆严重松弛的新妈妈，产后如果不能及时调整恢复，甚至会造成脚上施力不均等，导致步行障碍。而且，据研究新妈妈产后骨盆松弛有时还容易累及内脏，诱发子宫下垂，严重者会出现子宫脱垂等状况。

产后骨盆松弛变形，不仅会对新妈妈的体形恢复造成障碍，更是为身体健康埋下祸根。因此，新妈妈们产后要自觉警惕骨盆变形，学会自我测试、自我判断，以便及时矫正恢复。以下几种情形能帮助新妈妈判断骨盆的状况：

1. 腰痛，尤其是站立和身体前倾时即出现。

2. 耻骨疼痛、臀部疼痛。

3. 腰腹部赘肉滋生，身材走样。

4. 四肢水肿严重，出现"发胖"状。

5. 腰部以下两边有不对称情况。

6. 腰部后方下面两侧非常厚硬，两边的腰一前一后，或一高一低。

7. 测量膝盖到地板的距离，右侧高于左侧表示右侧骨盆朝右上歪斜，反之则朝左上歪。

| 不要单手拎重物，背包要换肩背 |

把要拿的东西分成两份，用双手提，这样能最大限度地保持平衡。不正确的背包姿势是导致骨盆隐患的重要因素之一，长期单肩背包，尤其是包包比较重时，为了负荷背包的重量或者为了让包包不下滑，单侧背包时经常会不自觉地抬起一边肩膀，同时脖子也不自觉地倾向另一边，如此就会造成这边肩部肌肉收缩、紧绷，无形中会造成肩部肌肉劳损，短时间内会出现肩背酸痛等问题。而从长远来看，长期固定一侧背包会让脖子与被压迫的肩膀形成张力，脊柱受力不平衡，可导致椎间盘发生移位，产后新妈妈骨盆底肌本来就脆弱，背挎大包的时候也要记住每天换一次肩膀背，老是用一侧肩膀背包，背部和盆骨也会发生歪斜；容易引发颈椎病、骨盆走样等。

| 讲究生活细节——抓住"端正"骨盆的时机 |

新妈妈们在产后就要开始注意端正骨盆了。注意生活小细节，也可以拯救新妈妈的骨盆，以下有几个方法供新妈妈们选择。

1. 控制体重。保持适当的体重最好，因为过度肥胖将增加骨盆底负担与产后恢复的困难。

2. 多做盆底肌肉运动。提肛运动、凯格尔运动等，这是帮助骨盆恢复的最佳方式。

3. 多吃补钙补肾食物。平时多吃虾、牡蛎等富含钙的食物，同时在医生指导下服用补钙、补肝肾的滋补品。

4. 注意多休息，减少上下楼梯及走斜坡路的活动。需要走路时一定注意放慢速度，步子也不可迈得太大，避免加重损伤。疼痛严重时，新妈妈必须卧床休息，并采用骨盆矫正带固定骨盆，这样会有助于恢复。

5. 保持正确坐姿。平时尽量腰部挺直，膝盖自然弯曲，保持双脚着地，因为这是保持骨盆正常位置的最好坐姿。

6. 少穿高跟鞋。因为高跟鞋会给踝骨和膝盖增加负担，使腿和骨盆的肌肉容易疲劳。

7. 不要跷二郎腿。这个动作会使骨盆和髋关节由于长期受压而酸疼，时间长了骨盆在不知不觉中就歪斜了，可能出现骨骼病变或肌肉劳损。

8. 床垫软硬适度：太软或者太硬的床对人体较重的骨盆部位都会产生压迫，这两种状况都会引起骨盆歪斜。在仰卧时身体曲线与床垫可以完全嵌合，由头面部、胸廓、骨盆一起为人体脊柱提供水平支撑力。

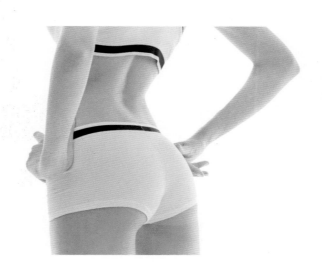

| 骨盆底修复的最佳时机 |

分娩后女性的骨盆会松弛，会给身体带来明显的变化。骨盆下口变宽，这会让臀部扁平；髋关节向内侧歪斜，臀部变宽；骨盆变得松垮，腰部弯曲严重；膝盖以下的腿部扭曲，变成O形腿；变形的骨盆让腹肌变得松垮，骨骼变得疏松。据统计，我国已婚育的女性，45%都有不同程度的盆底功能障碍。盆底修复的最佳时机一般在产后42天时开始，产后一年内效果最佳。

| 修复骨盆也可借助骨盆矫正带 |

怀孕4周后，身体开始分泌可以使韧带松弛的激素，使得关节部分变得柔软，分娩的时候因为这些物质的作用，骨盆变得松弛，让分娩变得容易。这就是为什么产科医生经常会听到一些孕妈妈诉说大腿根部疼痛、腰痛等的原因。怀孕后期和分娩时耻骨联合软骨松弛，这时候松弛程度过大，也就是说耻骨联合软骨发生损伤，会有明显的自发痛和压痛症状，甚至不能步行的情况也有。这是因为耻骨联合过度分离造成的，正确使用骨盆矫正带可以有效减轻耻骨疼痛。

| 坐时别跷二郎腿，并拢双腿 |

在怀孕期间，骨盆起着支撑胎儿、胎盘的作用，在晚期，随着胎儿不断增大，胎头慢慢下降进入骨盆，卵巢分泌出一种叫作"松弛素"的物质，使耻骨联合部位逐渐分开，韧带也会随之松弛。产后新妈妈经常腰酸背痛，特别是弯腰提重物或下蹲拾重物时，疼痛尤为明显。其实，原因就是骨盆没有及时回位。跷二郎腿，会影响骨盆的恢复。

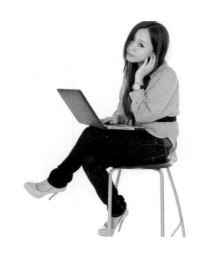

告别大肚腩，练出小蛮腰

| 从怀孕到生产，腹部松弛了 |

从宝宝出生的那一刻起，分泌激素的改变会使子宫慢慢地收缩到怀孕之前的状态。子宫需要 6~8 周才能恢复到正常的大小。

产后所有怀孕期间膨胀的细胞开始通过尿液、分泌物以及汗液释放出多余的液体。怀孕期间所额外增加的脂肪也会慢慢被消耗掉，尤其是哺乳或是运动的情况下，脂肪被消耗得更快。

妊娠纹则需要更长的时间来恢复，不过产后 6~12 个月的时候，你会明显地看到妊娠纹淡化很多。

| 恢复宝宝撑出来的大肚子 |

注意饮食

1.多吃蔬菜尤其是叶菜和菌类。蔬菜中维生素、矿物质丰富，所含的膳食纤维也能增加饱腹感，尤其是叶菜，对减肚子非常有效。每天吃够 500~1000 克蔬菜，叶菜占一半，但烹调方式要少油少盐。

2.吃慢消化主食。精白细软、香酥可口的主食不仅能量密度大，而且还能刺激人的食欲，引起更多胰岛素的分泌，促进脂肪合成。燕麦、地瓜、玉米等都是不错的主食选择。

3.用豆制品部分替代红肉。红肉的缺点是饱和脂肪含量高，豆制品部分替代红肉，减少脂肪的摄入，优质蛋白也能保证，还增加了钙的摄入，豆腐、豆干、腐竹都很好。

4.少油少盐的烹饪习惯。蒸菜、炖菜比较容易做到，所以要控制一天炒菜的数量，越少越好。盐也是一样，能激起人的胃口，不知不觉就吃进去更多的饭和菜。

运动

1.有氧和力量锻炼结合。单纯的仰卧起坐减不了肚子，必须把全身的有氧运动重视起来，最好是先做力量训练，再进行有氧，减脂和增加肌肉力量，提高身体代谢水平、增加消耗、改善腹部松软。

2.只要有心，处处都是锻炼的机会，多爬楼梯少坐电梯、饭后坚持散步、能站不坐、能走不站，最好每天保证至少半小时中等强度的锻炼，增加热量赤字。

腰部"游泳圈"是脂肪堆积太多了

新妈妈产后脂肪堆积最多的地方就是腰腹部了，原来的"小蛮腰"变成了"水桶腰"，严重"走样"。由于怀孕过程中胎盘激素以及血液动力学的变化是造成产后肥胖的主要原因，因此产后肥胖和一般肥胖的成因大不相同。

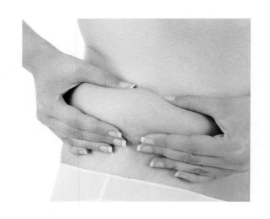

造成产后肥胖的主要原因：

胎盘激素：是胎盘所分泌的激素，它们可以刺激母体燃烧脂肪及增加新陈代谢状况，然而一旦生产过后，胎盘剥落，胎盘激素便会迅速下降消失，致使母体变成低新陈代谢状态，此时多余的能量会累积形成多余的油脂而造成肥胖。

血液动力学变化：怀孕末期，胎儿逐渐长大，会压迫到母亲的下腔静脉，致使下腔血液回流受到影响，容易造成下肢及骨盆腔水肿。

怀孕超重造成肥胖后果：一项研究结果表明，怀孕时体重增加正常的情况下，生产后一年的体重平均比怀孕前只增加 1 ~ 1.5 千克；但是怀孕时增重超过标准的女性，在生产后一年体重仍然很难恢复。

"酶"失职会让小肚子一天胖一圈

酶是指具有生物催化功能的高分子物质，在酶的催化反应体系中，反应物分子被称为底物，底物通过酶的催化转化为另一种分子。几乎所有的细胞活动进程都需要酶的参与，以提高效率。酶首先是改善肠胃，疏通肠道。肠胃好了，肠道疏通了，人的饮食就正常了，饮食正常了，吃饭消化吸收就会更好，那么吸收同样的热量，喝了酶之后就会比喝酶之前要吃的少了，这样饭量无形之中在减少，而且在体内存留的垃圾就更少。另外，酶清除血液内的有毒物质，使得血液循环正常，血液循环加快，更顺畅，人体就不那么容易积累脂肪，这样的话人也就能瘦下来。由于产后新妈妈体内激素变化激烈而混乱，加上进食大补，不重荤素搭配，所以容易造成体内缺乏"酶"，少了酶的催化，身体的新陈代谢效率降低，留存的垃圾堆积在体内，小肚子就显而易见了。

摄入富含 B 族维生素的食物，促进身体代谢

　　产后新妈妈由于各种各样的不良饮食习惯，比如食用精米及过分焖、煎、炸、煲等烹调的食物，都会导致大量宝贵的 B 族维生素的流失。殊不知 B 族维生素是可以协助酶代谢营养素的辅酶，帮助提升身体代谢。所以想要提升代谢能力，B 族维生素必不可少，减肥的过程中应该多吃维生素类食物。

　　而不同的维生素群在减肥过程中起到不同作用，比如在糙米类、麦类食物中含有的维生素 B_1 有助于体内葡萄糖被利用转换成热量，加速运动过程中肝糖元的消耗利用；维生素 B_2 则可帮助脂肪燃烧，对于限制热量摄取及运动减肥者而言，这是相当重要的营养素。维生素 B_5（泛酸）可参与肾上腺激素的制造及抗体的形成，并协助维生素的利用，糖类、脂肪、蛋白质能量的转化，是组织的所有细胞不可缺少的，有利于神经递质传递，同时也是酶的重要组成元素，增强体力，防止某些形式贫血出现，维持消化道正常功能。而维生素 B_6 与蛋白质代谢有关，与维生素 B_1 一同补充，再搭配运动可强化肌肉，以避免减肥过程中连肌肉也减掉了。富含维生素 B_6 的食物：啤酒酵母、小麦麸、麦芽、动物肝脏与肾脏、大豆、美国甜瓜、甘蓝菜、糙米、蛋、燕麦、花生、胡桃。维生素 B_{12} 则可以促进新陈代谢，提高脂肪、醣类、蛋白质的代谢利用率。富含维生素 B_{12} 的食物：动物肝脏、牛肉、猪肉、蛋、牛奶、奶酪等。叶酸是一种重要的维生素，它与维生素 B_{12} 一起有利于血红细胞形成，预防贫血。虽然叶酸在新鲜的没有经过加工的蔬菜里含量比较高，但是在标准饮食中摄入量通常不足。

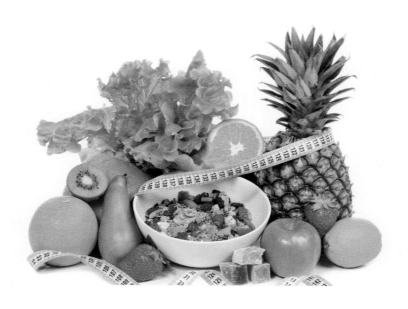

安全瘦身运动——瘦出性感曲线

在哺乳期间，新妈妈的关节可能会变得松弛，直到恢复正常的生理功能为止，应避免会给关节增加压力的锻炼方式，比如强度很大的健身运动，举重训练，或者跑、跳、爬楼梯、打网球等。但是在产后2周内，新妈妈应该积极开始做简单的瘦身运动，趁脂肪不容易积淀，这个时候开始健身，既可以早点恢复体力带宝宝，又可以恢复身材，值得新妈妈早点开始。

初步恢复运动

如果新妈妈是通过阴道分娩的，可以尝试双膝并拢，摇动骨盆。如果已适应了这种锻炼方式，再试着在户外缓慢行走，也可以推着宝宝。但是不要使自己心跳加速，只需感觉血液循环加快就行了。逐渐把散步的时间延长到10～15分钟，然后30分钟。当感觉这种运动量很舒服时，在医生的允许下，自己选择安全的健身运动。

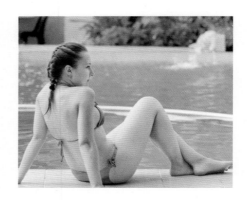

适合新妈妈的健身运动

运动量不很大的健身操、游泳、散步、简单的脚踏车练习、用拉力器锻炼上肢的肌肉。

瘦身运动前的注意事项：运动前应当排空膀胱；不要在饭前或饭后一小时内运动；运动后出汗，要及时补充水分；每天早晚各做15分钟，至少持续2个月，次数由少渐多，不要太勉强或过于劳累。如果恶露增多或疼痛增加，一定要暂停，等恢复正常后再开始。

腹式呼吸运动

目的：收缩腹肌。

时间：自产后第一天开始。

方法：平躺，闭口，用鼻吸气使腹部凸起，再慢慢吐气并松弛腹部肌肉，重复5～10次。

头颈部运动

目的：收缩腹肌，使颈部和背部肌肉得到舒展。

时间：自产后第三天开始。

方法：平躺，头举起，试着用下巴靠近胸部，保持身体其他各部位不动，再慢慢回原位。重复10次。

会阴收缩运动

目的：收缩会阴部肌肉，促进血液循环及伤口愈合，减轻疼痛肿胀，改善尿失禁状况，并帮助缩小痔疮。

时间：自产后第八天开始。

方法：仰卧或侧身吸气，紧缩阴道周围及肛门口肌肉，屏住气，持续 1 ~ 3 秒再慢慢放松吐气，重复 5 次。

胸部运动

目的：使乳房恢复弹性，预防松弛下垂。

时间：产后第六天可开始。

方法：平躺，手平放两侧，将双手向前直举，双臂向左右伸直平放，然后上举至双掌相遇，再将双臂向下伸直平放，最后回前胸复原，重复 5 ~ 10 次。

腿部运动

目的：促进子宫及腹肌收缩，并使腿部恢复较好曲线。

方法：平躺，举右腿使腿与身体呈直角，然后慢慢将腿放下，交替同样动作，重复 5 ~ 10 次。

阴道肌肉收缩运动

目的：使阴道肌肉收缩，预防子宫、膀胱、阴道下垂。

时间：产后第 14 天开始。

方法：平躺，双膝弯曲使大腿与小腿呈直角，双脚打开与肩同宽，利用肩部及足部力量将臀部抬高成一个斜度，并将双膝并拢数 1、2、3 后再将腿打开，然后放下臀部，重复做 10 次。

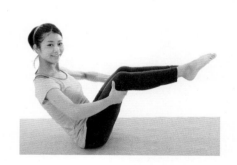

腹部肌肉收缩运动

目的：增强腹肌力量，减少腹部赘肉。

时间：产后第 14 天开始。

方法：平躺，两手掌交叉托住脑后，用腰及腹部力量坐起，用手掌碰脚面两下后再慢慢躺下，重复做 5 ~ 10 次，待体力增强可增至 20 次。

按摩

目的：可以帮助放松并恢复正常的血液循环，借以使肌肉和骨骼恢复到最佳状态。

时间：产后 3 个月每天都能进行。

方法：全身按摩。

| 能站就不坐，站着就能瘦 |

站立减肥的方法对于没有时间运动的新妈妈来说可是福音。这个方法很简单，站立减肥动作也很好做，而且也不会浪费很多时间，减肥效果还很明显，所以现在已经成为一种非常健康也非常流行的减肥方式，备受人们的喜爱。

1. 靠墙站立

饭后的时候靠墙站着，后脑勺、肩膀、臀部、小腿肚，还有脚后跟都紧贴着墙面，收紧腹部，这样就可以很好地改善身体线条，使体形更加完美。刚开始做这个动作的时候可以先做 5 分钟，之后慢慢延长到 30 分钟，如此坚持两个月左右就可以收到很好的效果。这个动作要求头部、肩胛骨、臀部还有脚后跟这四部分要紧贴墙壁，收腹提臀。如果大家在做这个动作的时候感到很难受的话，那么说明你的骨骼有些歪斜了，要多注意，及时调整。

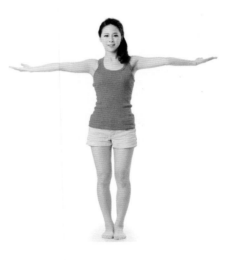

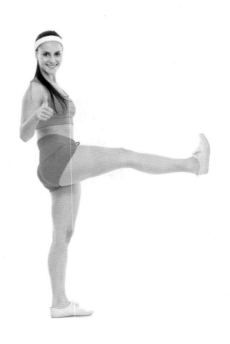

2. 单脚站立

这个站立减肥的动作很好理解，就是单脚站着，跳 2 分钟，然后换另一只脚再跳 2 分钟，每天这样反复练习，坚持两个月就可以看到很明显的效果。单脚站立可以很好地消耗身体中的热量，使其变成汗液排出体外，这种方法很健康也不会占用太多时间。一般来说，在早上起床之后和晚上晚饭之后做是最适宜的。

| 散步的时候拍拍腹部 |

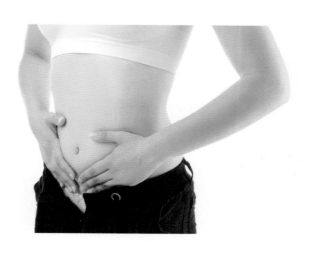

轻拍小腹不仅能促进腰部赘肉脂肪的燃烧，还能促进腰部血液循环。所以养成一个轻拍小腹的好习惯，对减肚子有很大的帮助。这个瘦腰动作简单，随时随地都能进行，所以如果你肚子上赘肉多，那么请你一定要养成这个好习惯。如果你想减肚子，那就请你拍拍它吧！

1. 轻拍小腹：自然站立，平稳呼吸，全身放松，然后双手交替拍打下腹部（用力要以感觉舒适为度），拍打一次为一个节拍，共做四个八拍。

2. 横向转胯：自然站立，平稳呼吸，全身放松，然后双手扶着胯部两侧，使胯部由左→前→右→后→左这样做横向圆形转动，转动一圈为一拍，共做两个八拍；然后使胯部向反方向做由右→前→左→后→右横向圆形转动，也做两个八拍。

3. 摩腹：自然站立，平稳呼吸，全身放松，然后双手扶着下腹部两侧向耻骨处摩擦，摩擦一次为一个节拍，共做四个八拍。

4. 轻揉脐腹：自然站立、平坐或者仰卧均可，平稳呼吸，全身放松，双手掌心向内相叠放置于脐腹部，然后按顺时针方向轻揉脐腹部，轻揉一圈为一拍，共轻揉两个八拍；然后逆时针方向轻揉两个八拍。

| 瘦肚子多做仰卧起坐 |

大家都知道做仰卧起坐可以达到锻炼小腹的目的，但是想要让肥肥的小腹有效地变平坦，就要掌握做仰卧起坐的秘诀。

运动开始

1. 平躺在铺有地毯的地板或运动垫上，将手放在两侧伸展双腿。
2. 将膝盖微微弯曲，脚跟贴住地板。可将膝盖再多弯一点，直到背部感觉舒适为止。
3. 将双手放在颈后。如果放得太高，每次收缩时便会压迫头部并且可能扭伤颈部。
4. 深呼吸，吐气时收缩腹部肌肉。收缩使肌肉紧缩，便自然地将肩膀拉起离开地板。

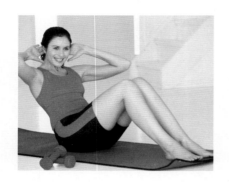

颈部挺直但不要紧张，身体抬起，与地板的成角不要超过30°。慢慢将上身躺回地板，同时吐气，重复 10 ~ 15 次。

让腹部缩紧

1. 维持腹部紧缩，数到四，然后放低身体并立刻再抬起，支撑住再数四下，重复5 ~ 10次。
2. 将一个手臂伸到头部后方（如果你是站着，姿势好像是要触及天空一般）。这样能增加加诸于腹部肌肉的"重量"。换另一个手臂重复做 5 ~ 10 次。

| 让肚子"消气"的腹式呼吸法 |

首先，想象你的丹田（肚脐下三根手指的位置）里，有一个假想的"小气囊"。

接着，用鼻子吸气，把你吸进去的空气一路从胸部、腹部送下来，一直送到"小气囊"里。

此时，你的小腹会微微凸出。然后，再深深地吐气，把"小气囊"里的空气全部由鼻子呼出。练习时，你可以在小腹上放一本书，来感觉腹部的起伏。刚开始时，每天练习 50 次的吸和吐，慢慢地把腹式呼吸法变成你每一天每一刻的呼吸习惯，正确的腹式呼吸法，轻松打造完美小蛮腰。

腹式呼吸注意

1. 吸气时，让小腹凸出。
2. 吐气时，让小腹平缩。

| 扭一扭，扭掉水桶腰 |

腰两侧的赘肉总是让我们很烦恼，坐着的时候一放松下来，赘肉一层一层地堆成了"游泳圈"，买裤子的时候总要考虑那万恶的腰围！什么时候才能甩掉那可恶的水桶腰呢？现在就可以！跟着一起做一套瘦腰瑜伽体式，一步一步分解动作细节，就算第一次接触瑜伽也能跟着慢慢学会，扭扭腰就能打造纤细腰线。

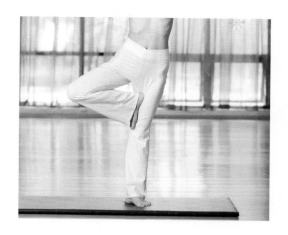

1. 双腿往前伸直地坐在瑜伽垫上，双脚自然并拢，挺直上身，背部肌肉往上舒展，腹部肌肉收紧，两手扶在膝盖上，做好准备。

2. 左膝弯曲，两手扶着左腿，将左脚放于右膝的外侧，脚掌踩在瑜伽垫上，小腿与大腿收拢起来，夹角接近 90°，膝盖尽量往内收拢，不要往外侧打开骨盆。

3. 左脚踩稳，然后弯曲右膝，右侧小腿收拢在左侧大腿下方，用左手扶着左脚腕，并慢慢收拢右侧的大小腿，注意臀部不要随之浮起，保持坐稳的姿势，而右手侧扶在右侧的地面上。

4. 右臂抱着左腿，用手肘挡在左膝的外侧，右手扶着左腿根的外侧，同时边吸气边往左后方扭腰，并往上举起左臂，连同侧腰和背部都往上伸展。

5. 左手放下，伸直手臂扶着地面，一边呼气，一边缓缓地进一步扭腰，令上身完全朝向左侧，左肩拉伸开来，充分打开胸廓，并且扭头，视线落于后方，以这个姿势持续深呼吸 5 次，然后慢慢转回来，恢复步骤 1 的姿势，换边重做动作。

注意事项

1. 在练习的过程中保证脊柱垂直地面，使脊柱在一条线上做扭转，不要弓背。

2. 在进行扭转时是以腰部为轴进行扭转，上半身随着腰部向后扭转，身体其他部位不要歪斜，坐骨压紧地面，不要因为扭转而翘起，髋部仍然向前。

3. 手在后侧轻轻支撑，不要将重心压在手上，身体找到向上的感觉，不要耸肩，也不要内扣。

产后重塑美好身材之运动基本原则

母乳喂养有利于瘦身

新妈妈在分娩前体内会积存许多热能，而乳汁的大量分泌，可以消耗体内积存的热能，有助于新妈妈瘦下去。产后如果不哺乳，体内热能散发不出去，容易使新妈妈发胖。

体重每周减 0.5 千克为宜

分娩后进行运动减肥时，应将妊娠前后的运动量及体重、现在的体重、理想的体重作为一个整体加以综合考虑。从一开始就制定不切合实际的目标或者希望取得立竿见影的减肥效果都是不可取的。

可以根据身高比例制定的标准体重作为目标体重，但是比较妥当的方法是将自己可能达到的体重作为目标体重。以每周减重 0.5 千克为目标坚持运动，同时进行适当的饮食控制，这也是保持健康、防止体重波动的理想方法。

运动后不宜马上哺乳

在运动之前，产妇最好去一趟卫生间，以免腹部不适。运动过程中要适当补充水分，一般每 15 ~ 20 分钟可以补充 100 毫升水。如果出汗较多的话，可以适当补充一些含电解质的饮料，如淡盐水。

另外，产妇最好在运动前给孩子喂奶。这是因为运动之后，身体会产生大量的乳酸，影响乳汁的质量。最好在运动结束 2 ~ 3 个小时后再哺乳。

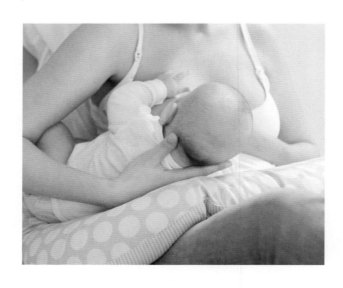

第四章

女人不要怕胖！产后调理的健康饮食方，

坐月子饮食需要有规律，不能毫无节制。生产过后，虽然产妇需要的营养比平常要多，但这并不意味着产后应该大补特补，也不意味着多吃就可以多补。科学的饮食是保持健康的首选。坐月子时要一日多餐，按时进餐，形成习惯。吃得太多会影响肠胃吸收，增加肠胃的消化压力，从而会引起身体消化不良和肠胃功能减退的问题。

坐月子期间，饮食要适度并科学合理地进行搭配，食物构成应以高蛋白、富含维生素、低糖、低脂肪为佳。这样既营养均衡，也避免导致肥胖症的产生。

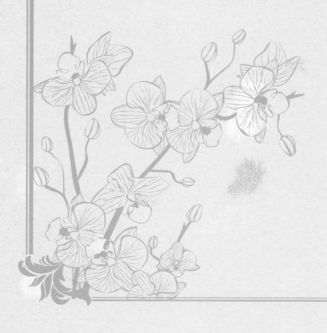

消除产后恶露的"救星"

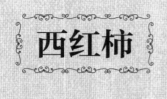

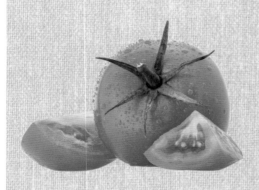

【推荐理由】

西红柿富含矿物质和维生素，有清热解毒、补血养血和增进食欲的功效。所以产妇适当食用西红柿，有利于排除有害物质，并补充身体损耗。

【食疗价值】

西红柿味甘、酸,性凉,微寒。归肝、胃、肺经。具有生津止渴、健胃消食、清热解毒、凉血平肝、补血养血和增进食欲的功效。可治疗口渴、食欲不振等多种疾病。

【适宜人群】

适宜于热性病发热、口渴、食欲不振、习惯性牙龈出血、贫血、头晕、心悸、高血压、急慢性肝炎、急慢性肾炎、夜盲症和近视眼者食用。

❌ 【食用禁忌】

1 西红柿性寒，脾胃虚寒者、月经期间的妇女及产妇不宜生吃西红柿，炒熟后再吃会更好。

2 不宜空腹吃，空腹时胃酸分泌量增多，西红柿所含的某种化学物质与胃酸结合易形成不溶于水的块状物，食之往往引起腹痛，造成胃不适、胃胀痛。

3 不成熟的不宜吃，食用未成熟的青色西红柿，会感到苦涩，过食严重的可导致中毒，出现头晕、恶心、周身不适、呕吐及全身疲乏等严重症状。

西红柿炒西葫芦

主料 西葫芦 1 个，西红柿 1 个

调料 蒜、盐、食用油各适量

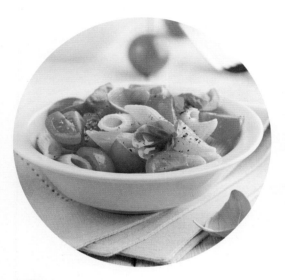

做法

① 西葫芦洗净，去瓤切片备用；西红柿洗净后切小块备用；剥好的大蒜切片备用。

② 锅热后放少许食用油，接着放入蒜片爆香；再放入切好的西葫芦，大火翻炒。待西葫芦变软时，放入切好的西红柿，加少许盐调味，大火翻炒。

③ 待西红柿变软后，加少许水用小火焖 2 分钟即可。

【趣味小故事】

据记载，16 世纪，英国有位名叫俄罗达拉的公爵在南美洲旅游，他很喜欢西红柿这种观赏植物，于是如获至宝一般将之带回英国，作为爱情的礼物献给了情人伊丽莎白女王以表达爱意，从此，"爱情果""情人果"之名就广为流传了。但人们都把西红柿种在庄园里，并作为象征爱情的礼品赠送给爱人。过了一代又一代，仍没有人敢吃西红柿。到了 17 世纪，有一位法国画家曾多次描绘西红柿，面对西红柿这样美丽可爱而"有毒"的浆果，忍不住吃了一个。吃完后，他躺在床上，鼓着眼睛对着天花板发愣。怎么？他吃了一个像毒蘑一样鲜红的西红柿居然没死！他咂巴咂巴嘴唇，回想起咀嚼西红柿那味道好极了的感觉，满面春风地把"西红柿无毒可以吃"的消息告诉了朋友们，他们都惊呆了。不久，西红柿无毒的新闻震动了西方，并迅速传遍了世界。从那以后，上亿人均安心享受了这位"敢为天下先"的勇士冒死而带来的口福。到了 18 世纪，意大利厨师用西红柿做成佳肴，色艳、味美，客人赞不绝口。西红柿终于登上了餐桌。从此，西红柿博得众人之爱，被誉为红色果、金苹果、红宝石、爱情果。

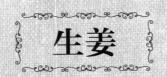

生姜

【推荐理由】

【推荐理由】
生姜有解表、散寒功效，适用于产妇肢体恶寒、体虚血弱等症状。生姜还可以活血化瘀，产妇适当食用，有利于恶露的排出，恢复健康的体质。

【食疗价值】
生姜性温，其特有的"姜辣素"能刺激胃肠黏膜，使胃肠道充血，消化能力增强，能有效地治疗吃寒凉食物过多而引起的腹胀、腹痛、腹泻、呕吐等。

【适宜人群】
适宜伤风感冒、寒性痛经、晕车晕船、胃寒、食欲不振者和产妇食用。

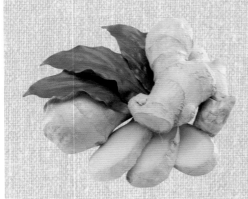

❌【食用禁忌】🍴

1. 不宜去皮，去皮不能发挥出生姜的整体功效。

2. 热证者不宜食用，生姜红糖水不适用于暑热、风热感冒患者及中暑者。服用鲜姜汁可治疗因受寒引起的呕吐，对其他类型的呕吐则不宜使用。

3. 慎吃腐烂的生姜，腐烂的生姜会产生一种毒性很强的物质，可使肝细胞变性坏死，诱发肝癌、食管癌等。

4. 吃生姜并非多多益善，夏季天气炎热，人们容易口干、烦渴、咽痛、汗多，生姜性温，属热性食物，根据"热者寒之"原则，不宜多吃。

生姜红糖水

主料 生姜 18 克

调料 红糖 20 克

做法

1 生姜洗净切块，然后用刀面用力拍散。

2 锅中注入清水，放入生姜一起煮 5 分钟。

3 放入红糖，搅拌至红糖溶化后即可。

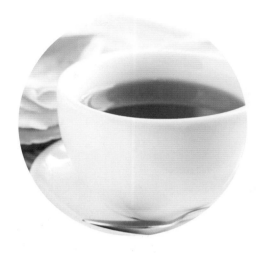

姜葱炒血蛤

主料 蛤蜊 500 克，辣椒 1 个

调料 葱段、姜丝、食用油、盐各适量

做法

1 辣椒切段备用。

2 调好淡盐水，滴入少许油搅拌均匀，将蛤蜊浸泡至吐净泥沙。

3 热锅注油，倒入蛤蜊、葱段、姜丝、辣椒翻炒至蛤蜊张口，加盐即可。

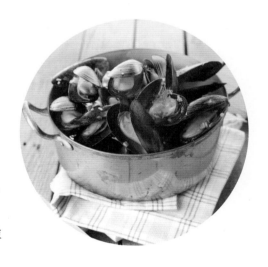

TIPS 注意事项

姜在炎热时节有兴奋、排汗降温、提神、健胃增进食欲等作用，可缓解疲劳、乏力、厌食、失眠、腹胀、腹痛等症状，但姜并不适合所有人群，比如阴虚内热的新妈妈不宜食用生姜。

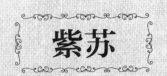

紫苏

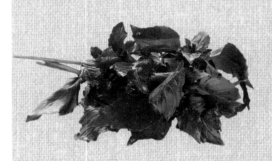

【推荐理由】

紫苏有解表、散寒、理气的功效，可用于妇女恶寒发热、脘腹胀闷等症状，增强人体免疫功能。产妇合理食用，能强身健体，促进恶露排出。

【食疗价值】

紫苏性温，具有散寒和理气的效果，它特殊的香味能让人放松、镇静。紫苏的特殊香味来源于紫苏醛，紫苏醛与紫苏油都有补充血液营养、提高血糖含量的作用，可以减轻贫血，让身体恢复活力。

【适宜人群】

适宜于肺炎、风寒感冒、哮喘、恶寒发热、咳嗽、气喘、胸腹胀满患者和产妇食用。

 【食用禁忌】

1 气虚、阴虚久咳、脾虚便溏者忌食。

2 紫苏叶和鲤鱼一起烹饪服用，易导致出毒疮；高热或虚火旺盛的病人，慎用紫苏叶。

3 紫苏叶泡水不宜长期服用，因为长期服用容易导致体内的正气泄漏，体质会越来越弱。

紫苏粥

主料 — 紫苏叶 15 克，粳米 50 克

调料 — 红糖 8 克

做法

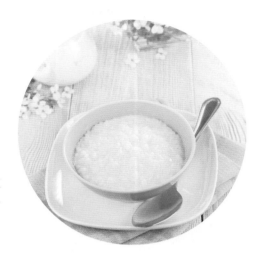

❶ 粳米洗净，紫苏叶洗净切段，锅里注入适量清水以大火烧开，放入紫苏叶煮 5 分钟后捞起紫苏叶。

❷ 加粳米煮成粥，加红糖搅匀即可。

紫苏炒鸡蛋

主料 — 紫苏叶 50 克，鸡蛋 2 ~ 3 个

调料 — 红椒 1 个，盐、食用油、料酒各适量

做法

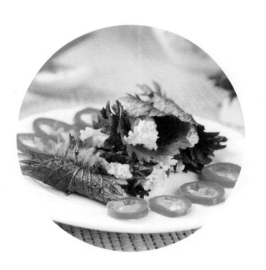

❶ 紫苏叶洗净、切碎，鸡蛋磕入容器，加少许料酒、盐打散搅匀。

❷ 热锅注油，待油中温时放入蛋液炒散。

❸ 接着放紫苏叶和红椒，加入食盐快速翻炒均匀，即可出锅。

TIPS 注意事项

紫苏适用于高血脂人群及孕妇、哺乳期妇女食用。但紫苏并不适合所有人群，比如气虚表虚的人慎用紫苏。

莴笋

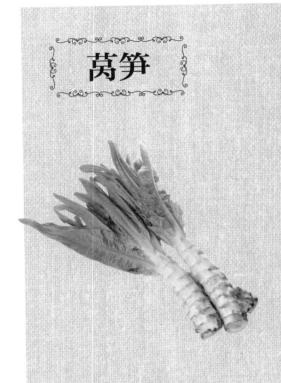

【推荐理由】

莴笋含有较多的烟酸和锌、铁、钾，可调节体内酸碱平衡，有清热利尿、活血通乳的功效，适合产后少尿、少乳或无乳的女性食用。

【食疗价值】

莴笋含钾量较高，可促进排尿，对产妇和高血压患者极为有益。莴笋含有少量的碘元素，对基础代谢、心智和体格发育甚至情绪调整都有重大影响。莴笋中的氟元素可参与牙和骨的生长，还能促进食欲。

【适宜人群】

适宜小便不通、尿血及水肿、神经衰弱、高血压、失眠患者，妇女产后缺奶或乳汁不通者食用。

❌ 【食用禁忌】

1. 莴笋中的某种物质对视神经有刺激作用，患有眼部疾患的人不宜食用；过多地食用莴笋，会发生头昏嗜睡的中毒反应，导致夜盲症或诱发其他眼疾。

2. 莴笋性凉，脾胃虚寒、腹泻便溏者不宜食用。

3. 莴笋不宜先切碎再冲洗，这样可使大量的水溶性维生素损失，使营养成分降低，故应先洗再切碎食用；若选择煮或炒，烹饪的时间不宜过长。

莴笋的吃法

莴笋炒肉

主料 猪肉 350 克，莴笋 1 根，红椒 1 个

调料 姜、蒜、料酒、老抽、盐、食用油各适量

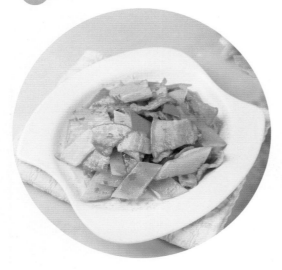

做法

❶ 姜、蒜、红椒切片，莴笋切菱形片；猪肉切薄片。

❷ 热锅注油，倒入姜片、蒜片和红椒爆香，之后再把猪肉倒入翻炒。

❸ 待猪肉变色即可倒入莴笋片翻炒 1 分钟，调入少许盐炒匀，再倒入少量料酒、老抽，翻炒至肉片、莴笋熟透即可。

【趣味小故事】

据《清波杂志》记载，五代时有一名为卓奄的和尚，靠种菜卖钱度日。某日中午他在地旁小睡片刻，忽然梦见一条金色巨龙飞临地上，啃食莴笋。和尚猛醒，但梦境尚历历在目，心想定是有贵人来临。抬头朝莴笋地望去，见一相貌魁武伟岸之人正欲取莴笋。他赶紧谦恭地走上前去，取了大量的莴笋馈赠给这个陌生人。临别时叮嘱说：苟富贵，勿相忘。那人答道，异日如得志，定当为和尚修一座寺庙以谢今日馈赠之恩。此人就是宋太祖赵匡胤，即位为帝后，访得和尚还活着，便兑现承诺为卓奄和尚修建了"普安道院"。

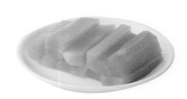

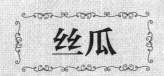

丝瓜

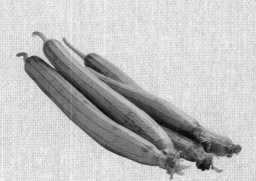

丝瓜富含钙、磷、铁、B 族维生素等成分，有解毒通便、通经络、行血脉、行气化瘀、下乳汁等功效，而且对女性月经不调有不错的食疗效果。

【食疗价值】
丝瓜中含防止皮肤老化的 B 族维生素、增白皮肤的维生素 C 等成分，能保护皮肤、消除斑块，使皮肤洁白细嫩，是不可多得的美容佳品，故丝瓜汁有"美人水"之称。

【适宜人群】
月经不调者，身体疲乏、痰喘咳嗽、产后乳汁不通的妇女适宜多吃丝瓜。

✖ 【食用禁忌】 🍴

1　体内湿寒、腹泻者不宜食用。丝瓜与菠菜、芦荟同食易引起腹泻，与白萝卜同吃则伤元气。

2　丝瓜与泥鳅同食，易破坏人体对维生素 B_1 的吸收。

3　丝瓜不宜生吃。丝瓜汁水丰富，宜现切现做，以免营养成分随汁水流走。

丝瓜的吃法

丝瓜虾米蛋汤

主料 丝瓜 250 克，虾米 50 克，鸡蛋 2 个

调料 姜片、葱花、盐、食用油各适量

做法

① 热锅注油，倒入打匀的蛋液，拌炒至熟，盛出装盘备用。

② 续油烧热，放入姜片、丝瓜炒软，加入适量开水、虾米烧沸，煮约 5 分钟，加入鸡蛋，放盐调味，撒上葱花即可。

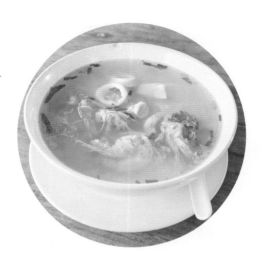

丝瓜炒香菇

主料 丝瓜 200 克，香菇 20 克，木耳 15 克，红椒 15 克

调料 食用油、盐各适量

做法

① 香菇、木耳、红椒去蒂洗净切片，丝瓜去皮洗净切片。

② 热锅注油，放入香菇、木耳、红椒翻炒，倒入丝瓜翻炒至出汤汁，加少量清水。

③ 炒至丝瓜变软，放盐调味，翻炒均匀后，起锅装盘即可。

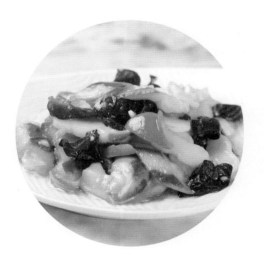

TIPS 注意事项

　　丝瓜具有消热化痰、凉血解毒、解暑除烦、通经活络、祛风的功效，但丝瓜并不适合所有人群，丝瓜嫩者寒滑，多食易泻。

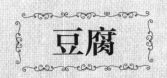

豆腐

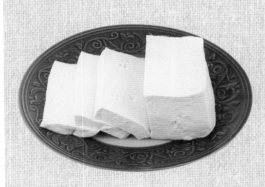

【推荐理由】

豆腐的蛋白质含量高，不仅含有人体必需的 8 种氨基酸，而且其比例也接近人体需要。豆腐富含植物雌激素，产妇食用可以补充营养，催生乳汁。

【食疗价值】

豆腐作为食药兼备的食品，具有益气、补虚等多方面的功能，是植物食品中含蛋白质比较高的，还含有动物性食物缺乏的不饱和脂肪酸、卵磷脂等。常吃可保护肝脏，促进机体代谢，增加免疫力并且有解毒作用。

【适宜人群】

豆腐是老人、孕产妇的理想食品，也是儿童生长发育的重要食物；对更年期、病后调养、肥胖、皮肤粗糙有好处；脑力工作者、熬夜者也适宜食用。

 【食用禁忌】

1 豆腐虽然营养丰富，但膳食纤维却比较缺乏，建议豆腐与时蔬或者木耳同食。

2 豆腐富含蛋白质，但过食会阻碍人体对铁的吸收，而且容易引起蛋白质消化不良，出现腹泻腹胀的不适症状。

3 过量食用豆腐很容易导致碘缺乏，因为豆腐中含嘌呤较多，嘌呤代谢失常的痛风病人和血尿酸浓度增高的患者多食易导致痛风发作。

豆腐的吃法

肉末豆腐蛋羹

主料 豆腐2块，鸡蛋2个，肉末50克

调料 盐、酱油、食用油各适量

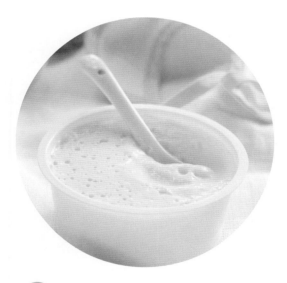

做法

1. 嫩豆腐划成小块装入蒸碗中，鸡蛋打散装碗，调入盐和清水搅拌均匀，用筛网去除浮沫和杂质。

2. 将打匀的蛋液倒入蒸碗中，豆腐块在下部，不用搅拌。蒸碗上蒙保鲜膜或扣一个盘子，隔水蒸10～15分钟，使蛋液凝固，用勺子按压没有蛋水溢出即可取出。

3. 热锅注油，肉末入锅翻炒，调入少许酱油，炒熟盛出。将炒好的肉末连汤汁一起浇在蒸好的蛋羹上即可。

【趣味小故事】

刘安，西汉高祖刘邦之孙，公元前164年被封为淮南王。刘安好道学，欲求长生不老之术，不惜重金广招方术之士，其中较为出名的有苏非、李尚、田由、雷波、伍波、晋昌、毛被、左昊八人，号称"八公"。刘安由八公相伴在山上炼丹，不料炼丹不成，豆汁与盐卤化合成一片芳香诱人、白白嫩嫩的东西。当地胆大农夫取而食之，竟然美味可口，于是取名"豆腐"。该山从此更名"八公山"，刘安也于无意中成为豆腐的老祖宗。

宋代以后，豆腐文化更加广为流传，许多文人名士也走进传播者的行列。北宋大文豪苏东坡善食豆腐，曾亲自动手制作东坡豆腐。南宋诗人陆游也在自编《渭南文集》中记载了豆腐菜的烹调。

两千多年来，随着中外文化的交流，豆腐不但走遍全国，而且走向世界。天宝12年（公元757年），唐高僧鉴真东渡日本，带去了豆腐制作方法。至今日本的豆腐包装袋上还有"唐传豆腐干黄檗山御前淮南堂制"的字样，而且许多豆腐菜谱直接采用汉名。如"元月夫妻豆腐""二月理宝豆腐""三月炸丸豆腐""四月烤串豆腐""五月团鱼豆腐"等等。

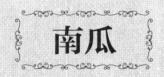

产后腹痛就找这些食材

南瓜

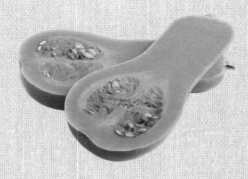

【推荐理由】

南瓜的营养极为丰富，可防治妊娠水肿、促进血凝及预防产后出血。南瓜含有微量元素钴，食用后有补血作用。产妇适合食用，可以减轻身体肿痛症状，并促进身体恢复健康。

【食疗价值】

南瓜中对人体的有益成分有：多糖、氨基酸、活性蛋白类胡萝卜素及多种微量元素等，多食南瓜可提高人体免疫力。

【适宜人群】

适宜肥胖者、糖尿病患者、中老年人、孕妇、产妇和婴幼儿食用。

 【食用禁忌】

1 若南瓜散发出酒精味，不可食用。

2 过食南瓜会助长湿热，尤其皮肤患有疮毒易风痒、黄疸和脚气病的患者皆不宜大量食用。

3 由于南瓜含维生素 C 分解酶，所以不宜与富含维生素 C 的蔬菜、水果同吃。维生素 C 耐热，南瓜煮熟后此酶即被破坏。

小米南瓜粥

主料 — 南瓜 300 克，小米 80 克

调料 — 冰糖适量

做法

❶ 南瓜去皮去子，切成小块；小米洗净。

❷ 所有材料入锅加清水，大火烧开后转小火熬煮 1 小时后加冰糖即可。

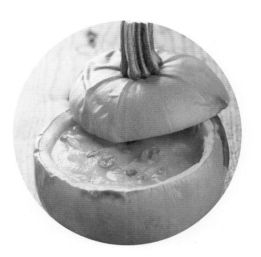

南瓜猪肉汤

主料 — 猪瘦肉 80 克，南瓜 250 克

调料 — 姜、盐各适量

做法

❶ 南瓜洗净，去皮切块；姜洗净，去皮切片。

❷ 猪瘦肉去除筋膜，洗净，切成小块，放入沸水锅内氽烫片刻，捞出氽好的猪肉，沥干水分备用。

❸ 猪瘦肉、南瓜、姜片入锅，注入适量清水，煲 1.5 小时后放盐调味即可。

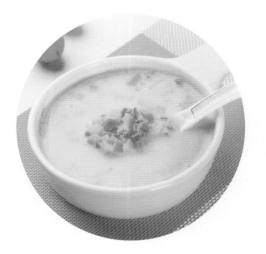

TIPS 注意事项

南瓜中的果胶有极强的吸附性，能清除人体内的有害物质，还可以促进产妇伤口愈合。适当食用南瓜可有效提高人体免疫能力，产妇适当食用可提高肠胃吸收能力。但南瓜属于发物，服用中药期间不宜食用。

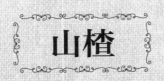

山楂

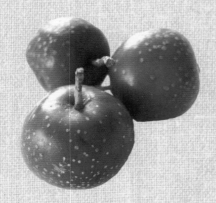

【推荐理由】

山楂可扩张血管，增加冠状动脉血流量，改善心脏活力，兴奋中枢神经系统，软化血管，并有利尿、镇静作用，可以刺激子宫收缩，利于子宫复原。

【食疗价值】

山楂含有的山萜类及黄酮类物质具有显著的扩张血管及降血压的作用，山楂还有坚强心肌、抗心律不齐、调节血压及胆固醇的功能。山楂果实做药用，性微温，味酸甘，入脾、胃、肝经，有消食健胃、活血化瘀、收敛止痢的功效，对肉积、腰痛疝气、产后儿枕痛、恶露不尽、小儿乳食停滞等均有疗效。

【适宜人群】

心脑血管疾病、癌症患者，孕妇和产妇，气管炎、感冒、痛经患者和月经不调、肥胖和亚健康等人群适宜食用。

✖ 【食用禁忌】 🍴

1. 山楂中含有丰富的维生素 C，猪肝中含有铜、铁、锌等微量元素，二者同食，使维生素 C 加速氧化而被破坏，降低了营养价值，故山楂与猪肝不宜同食。

2. 海产品中均含有丰富的钙、铁、碳、碘等矿物质和蛋白质，而山楂中含有鞣酸，若与海产品同食，会合成鞣酸蛋白，这种物质会导致便秘，引发恶心、呕吐、腹痛等症状，所以山楂与海产品不宜同食。

3. 山楂有促进子宫收缩的作用，孕妇、产妇不宜多食。

山楂的吃法

山楂粥

主料 干山楂 20 克，粳米 50 克

调料 白砂糖 10 克

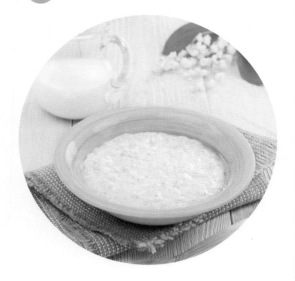

做法

① 将山楂放入砂锅煎取浓汁，捞出山楂，留汁备用。

② 将山楂汁与粳米、白砂糖一同煮粥，粥成即可。可在两餐之间当点心服食，不宜空腹食用。

【趣味小故事】

　　南宋绍熙年间，宋光宗最宠爱的皇贵妃生了怪病，突然变得面黄肌瘦，不思饮食。御医用了许多贵重药品，都不见效。眼见贵妃一日日病重起来，皇帝无奈，只好张榜招医。一位江湖郎中揭榜进宫，他在为贵妃诊脉后说："只要将'棠球子'（即山楂）与红糖煎熬，每饭前吃 5～10 枚，半月后病准会好。"贵妃按此方服用后，果然如期病愈了。

　　于是龙颜大悦，命如法炮制。后来，这酸脆香甜的山楂传到民间，老百姓又把它穿起来卖，就成了冰糖葫芦。

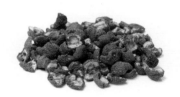

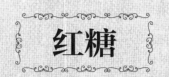

红糖

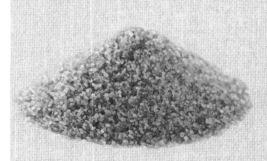

红糖富含苹果酸、胡萝卜素、钙和铁等成分，可以祛风寒、补血止痛，减轻产后瘀血导致的腰酸与小腹胀痛等不适症状，并促进子宫收缩与复原。

【食疗价值】
中医认为妇女产后身体多瘀，且八脉空虚，每致腹痛。凡偏瘀者，医生常处以生化汤、失笑散或金铃子散，并嘱在药煎好后以红糖调服，目的在于利用红糖"通瘀"或"排恶露"的作用而达到止痛的目的。

【适宜人群】
红糖是未经精炼的粗糖，保留了较多的维生素和矿物质，适合年老体弱、大病初愈的人，尤其适合月经不调者和产妇食用。

 【食用禁忌】

1. 红糖虽有和中助脾、保肝、缓肝气之作用，但过食令人胀闷、生痰、损齿、生疳虫、消肌肉。

2. 产妇食用红糖时间不宜过长，控制在 10 ~ 12 天为宜，而且一次不宜食用过多。

3. 红糖不宜与豆浆同食，红糖中的有机酸和豆浆中的蛋白质结合会产生沉淀物，不利于消化吸收。

马蹄红糖水

主料 马蹄 100 克

调料 红糖 30 克

做法

① 马蹄洗净去皮，对半切开，切小块待用。

② 锅内烧开 1000 毫升清水，倒入马蹄煮 2 分钟后，放入红糖即可。

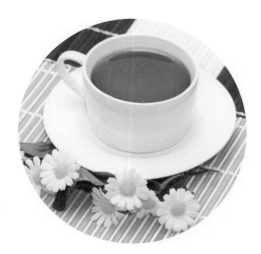

月季玫瑰红糖饮

主料 月季花 6 克，玫瑰花 5 克，陈皮 3 克

调料 红糖适量

做法

① 月季花、玫瑰花、陈皮分别用清水冲洗掉灰尘和杂质。

② 所有材料放入锅中，加适量清水，大火煮开转小火煮 5 分钟即可关火。

③ 滤去药渣，留汁，再放入红糖搅拌均匀后，趁热服用。

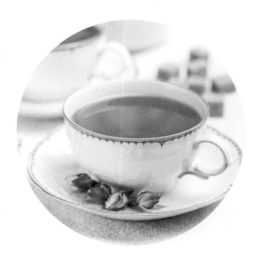

TIPS 注意事项

中医认为阴虚内热、消化不良者和糖尿病患者不宜食用红糖。此外，在服药时，也不宜用红糖水送服。

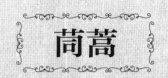

茼蒿

【推荐理由】

茼蒿含多种氨基酸、蛋白质及较高量的钠、钾等，能通利小便、缓解肿痛、养心安神、稳定情绪、避讳化浊。产妇食用茼蒿大有好处。

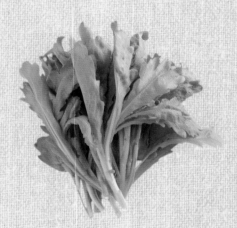

【食疗价值】

中医学认为，茼蒿性平，味甘、辛，具有安心气、和脾胃、消痰饮、利二便的功效。常食茼蒿，能开胃增食，降压补脑，有助睡眠，对妇女怀孕后脾胃不和、记忆力减退及便秘颇有益处。

【适宜人群】

适合高血压患者、脑力工作者、贫血者、骨折患者和产妇食用。

❌ 【食用禁忌】

1. 茼蒿辛香滑利，脾胃虚寒、大便稀溏或腹泻者不宜多食。

2. 茼蒿气浊、上火，忌食过量，熟食也不适宜加热过久。

3. 茼蒿和胡萝卜同食会破坏维生素C，降低营养价值。

4. 茼蒿中的芳香精油遇热易挥发，烹调时应以旺火快炒。

粉蒸茼蒿

主料 茼蒿 300 克，米粉 50 克

调料 盐 3 克，猪油 50 克

做法

① 茼蒿洗净，切长段；加米粉、盐和猪油一起拌匀。

② 蒸锅内烧开水，把拌好的茼蒿放入干净的碗里，上蒸笼以大火蒸 4 分钟即可。

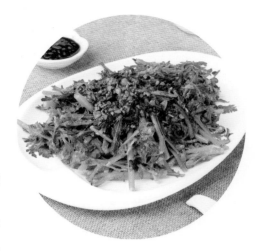

茼蒿牛肉汤

主料 牛肉 100 克，蘑菇、茼蒿各 50 克

调料 盐、食用油各适量

做法

① 牛肉洗净切片，加盐拌匀。蘑菇和茼蒿均洗净，蘑菇对半切开，茼蒿切段。

② 热锅注油，放入蘑菇翻炒，注入适量清水烧开，放入牛肉煮开。

③ 烧开后放盐拌匀，加茼蒿煮熟，关火后盛出煮好的汤，装入碗中即可。

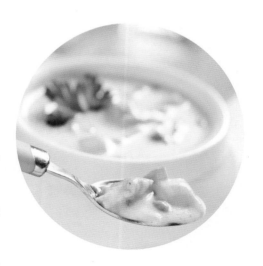

TIPS 注意事项

　　茼蒿较好的烹饪方法就是汆烫或凉拌，汆烫或凉拌有利于胃肠功能不好的人群。茼蒿与肉、蛋等荤菜一起食用可提高其维生素 A 的利用率。

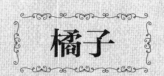

橘子

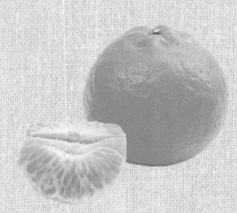

【推荐理由】

橘子含有生理活性物质橘皮苷，可降低血液的黏滞度，减少血栓的形成。橘子富含维生素 C，可促进胶原蛋白形成及细胞的发育和修复，有助于产后恢复，增强体质，缓解腹痛症状。

【食疗价值】

橘子一身是宝，富含维生素 C 与柠檬酸，前者具有美容作用，后者则具有消除疲劳的作用。橘核具有理气散结止痛的作用，对治疗睾丸胀痛、疝气疼痛、乳房结块胀痛、腰痛等都有较好的效果。

【适宜人群】

适宜阴虚体瘦、消化功能减弱、心烦虚燥等症状者，高血脂、慢性消化功能障碍者和产妇食用。

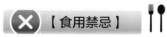

【食用禁忌】

1 风寒咳嗽、咳嗽多痰、糖尿病、口疮、食欲不振、大便秘结者不宜多食。

2 橘子中含有大量的胡萝卜素，过量食用或连续食用过多，血液中胡萝卜素浓度过高将会导致皮肤发黄。

3 摘下后的橘子大多用保鲜剂浸泡后再上市，保鲜剂为一种化学制剂，浸泡过的橘子对果肉没有影响，但橘子皮上残留的保鲜剂却难以用清水洗掉，若用这样的橘子皮泡水代替茶饮，有损健康。

橘子糖水

主料 橘子 3 个

调料 冰糖适量

做法

① 橘子剥皮，撕去筋膜，分成小瓣。

② 将橘子放入锅中，加适量清水和冰糖小火煮至橘子变软即可。

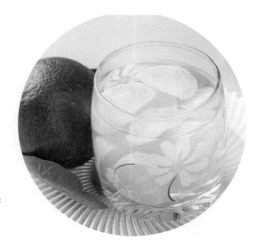

银耳橘子汤

主料 橘子半个，银耳 75 克

调料 冰糖适量

做法

① 银耳泡软，洗净去蒂，切小片；橘子剥开取瓣。

② 锅内倒入 3 杯清水，放入银耳煮开后转小火煮 30 分钟。

③ 待银耳煮软后，加入冰糖拌匀，最后放橘子略煮即可食用。

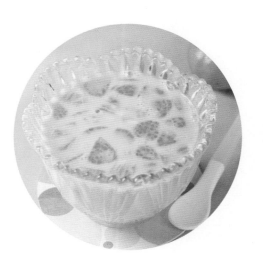

TIPS 注意事项

橘子含水量高、营养丰富，含大量维生素 C、枸橼酸及葡萄糖等，食用得当，能补益身体。但橘子性温，多吃易上火，出现口干舌燥等症状。因橘子果肉中含有一定量的有机酸，为避免其对胃黏膜产生刺激而引起不适，建议不要空腹吃橘子。

消除水肿，产后变辣妈

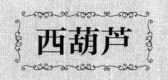

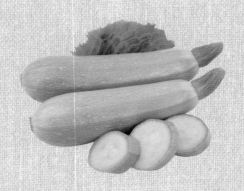

【推荐理由】

西葫芦具有清热利尿、除烦润肤、消肿散结的功能，还可用于辅助治疗水肿、腹胀之症。产后妇女食用西葫芦可在一定程度上缓解产后水肿之症。

【食疗价值】

西葫芦含有较多的纤维素、半纤维素、木质素和果胶等，这些物质不能被人体消化酶水解，但可促进肠蠕动，有利于粪便排出。

【适宜人群】

糖尿病、肝病、肾病、肺病患者和产后妇女宜吃西葫芦。

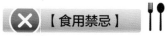 【食用禁忌】

1 脾胃虚寒的人不宜多吃西葫芦。

2 西葫芦不宜与芦笋同食，否则会加重脾胃虚寒。

3 西葫芦不宜生吃，在烹调时不宜煮得太烂，以免营养损失。

4 西葫芦经长时间高温煎炒会产生可能令人致癌的丙烯酰胺，食用西葫芦不建议长时间煎炒。

清炒西葫芦

主料 嫩西葫芦 1 个，红椒 1 个

调料 盐、食用油各适量

做法

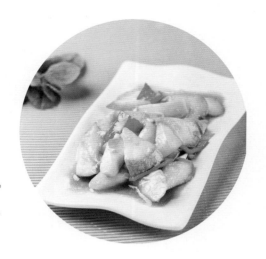

❶ 西葫芦洗净，切成片；红椒去子切小片。

❷ 热锅注油，放入西葫芦和红椒片翻炒。

❸ 将熟时放适量盐炒匀，出锅即可。

西葫芦蛋饼

主料 西葫芦 250 克，鸡蛋 1 个，面粉 30 克

调料 盐、食用油各适量

做法

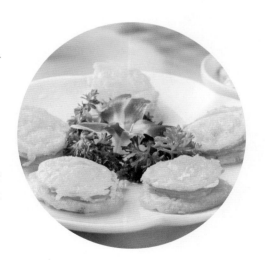

❶ 西葫芦洗净后切成丝，加小半勺盐腌渍，等稍稍出水后打入鸡蛋拌匀，再加面粉拌匀成蛋糊。

❷ 热锅注油，中小火煎蛋糊，用铲子稍稍压实，再盖上锅盖，中小火继续煎，煎至蛋糊双面金黄色即可出锅。

TIPS 注意事项

西葫芦富含水分，有润泽肌肤的作用，但西葫芦并不适宜所有人群，建议产妇不生食西葫芦。

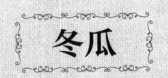
冬瓜

【推荐理由】

冬瓜利尿，是慢性肾炎水肿、营养不良性水肿、孕产妇水肿的消肿佳品。产妇适当喝些冬瓜汤，可减肥消肿，保持形体健美，并提高奶水的质量。

【食疗价值】

冬瓜味甘、性寒，有消热、利水、消肿的功效。冬瓜含钠量较低，对动脉硬化症、肝硬化腹水、冠心病、高血压、肾炎、水肿膨胀等疾病有良好的辅助治疗作用。《随息居饮食谱》记载："若孕妇常食，泽胎儿毒，令儿无病。"

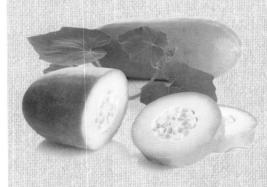

【适宜人群】

适宜水肿、维生素C缺乏、心烦气躁、热病、口干烦渴、小便不利者和孕产妇食用。

❌ 【食用禁忌】 🍴

1 冬瓜与红鲫鱼相克，同食降低营养价值。

2 产妇不宜吃生冬瓜。冬瓜性寒凉，特别是生冬瓜寒性更足，不宜喝生冬瓜汁。

3 冬瓜与红小豆相克。若冬瓜和红小豆同食，会使正常人尿量骤然增多，容易造成脱水。

冬瓜排骨汤

主料 排骨 250 克，冬瓜 125 克，黄豆 20 克

调料 姜、盐各适量

做法

① 黄豆提前浸泡，冬瓜连皮切大块，排骨洗净氽去血水，冲洗沥干；姜切片。

② 砂锅中放入适量清水，加姜片、排骨和黄豆，以大火烧开，转小火煮 45 分钟。

③ 冬瓜放锅里煮开，放盐调味即可。

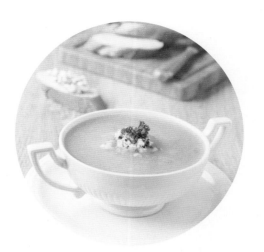

红烧冬瓜

主料 冬瓜 250 克

调料 姜、盐、生抽、食用油各适量

做法

① 冬瓜去皮去瓤，改切成方块；生姜切片。

② 热锅注油，姜片爆香，加冬瓜块翻炒至稍变软，放生抽继续翻炒。

③ 加适量清水，中小火焖 5 分钟，放盐调味即可。

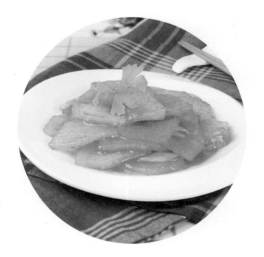

TIPS 注意事项

冬瓜含维生素 C 较多，且钾盐含量高，钠盐含量较低，高血压、肾脏病、水肿病等患者食之，可达到消肿而不伤正气的作用，但冬瓜并不适合所有人群，比如脾胃虚弱、肾脏虚寒、久病滑泄、阳虚肢冷者是不宜吃冬瓜的。

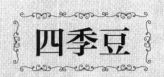
四季豆

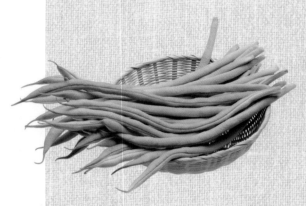

【食疗价值】

四季豆性微温，味甘、淡，归脾、胃经。化湿而不燥烈，健脾而不滞腻，为脾虚湿滞常用之品。四季豆含有大量铁元素，非常适合缺铁的人。由于四季豆含有许多抗氧化剂和胡萝卜素，对于产妇刚生产完伤口愈合，四季豆也是很好的"消炎"食材。

【适宜人群】

适宜于心脏病、动脉硬化、高血脂、低血钾、忌盐患者和产妇食用。

 【食用禁忌】

1 烹煮前应将豆筋摘除，否则既影响口感，又不易消化。

2 四季豆食用前应加以处理，可用沸水焯透或热油煸，烹煮时间宜长不宜短，要保证四季豆熟透，否则可能引发不良反应。

猪肉卷四季豆

主料 猪肉 100 克，四季豆 250 克

调料 料酒、酱油、食用油、盐各适量

做法

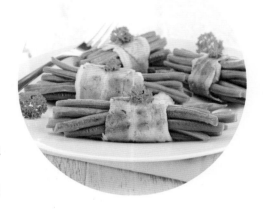

① 四季豆洗净，切成长段；猪肉切片。

② 将猪肉片放入碗中，加料酒、酱油、盐腌渍 10 分钟。热锅注油，放入肉片，用小火煎熟。锅中注入清水，放入四季豆焯熟，捞出沥干水分。

③ 用肉片卷起四季豆，蘸调料食用。

四季豆炒鱿鱼

主料 四季豆 250 克，鱿鱼 150 克，彩椒 10 克

调料 姜片、蒜末、盐、食用油各适量

做法

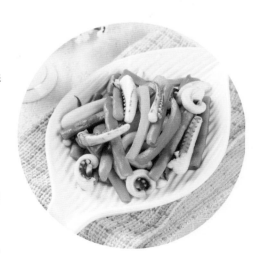

① 鱿鱼洗净切块后放入开水中余烫；四季豆洗净后余烫，用清水冲洗沥干。

② 热锅注油，炒香姜片、蒜末后，放入四季豆、鱿鱼和盐翻炒片刻即可。

TIPS 注意事项

　　四季豆中含有的可溶性纤维素可降低胆固醇，且还富含维生素 A 和维生素 C，可防止胆固醇过高。但是吃四季豆的时候要注意控制分量，四季豆入食有饱腹感，过食可能导致消化不良。

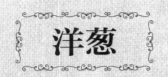

洋葱

【推荐理由】

洋葱含有被称为蒜氨酸的硫黄化合物，可促进体内的水循环，利汗利尿，并有效消除身体水肿。所以洋葱是产后女性恢复健美的极佳选择。

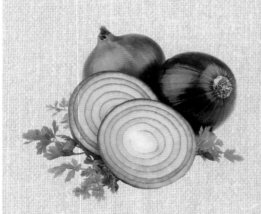

【食疗价值】

洋葱肉质柔嫩，汁多辣味淡，品质佳，适宜生食，营养价值较高。其富含蛋白质、粗纤维及胡萝卜素、维生素 B_1、维生素 B_2 和维生素 C 等，还含有多糖。

【适宜人群】

适宜高血压、高血脂、动脉硬化、糖尿病、癌症、急慢性肠炎、痢疾等病症患者和产妇适宜。

❌ 【食用禁忌】 🍴

1 洋葱生吃最好，但胃肠不适者应熟食。

2 凡有皮肤瘙痒性疾病和患有眼疾、眼部充血者忌食，肺胃发炎者、热病患者应少食。

3 过食洋葱容易导致上火，造成腹胀、排气。

4 洋葱和蜂蜜不宜同食，否则对眼睛不好，会引起眼睛不适，甚至会导致视力下降。

洋葱炒鸡蛋

主料 洋葱1个，鸡蛋1个

调料 盐、食用油各适量

做法

1. 洋葱去皮切粗丝，鸡蛋加盐搅拌均匀。
2. 热锅注油，烧至八成热倒入鸡蛋翻炒、盛出，锅内余油放入洋葱炒香，倒入炒好的鸡蛋，加盐调味即可。

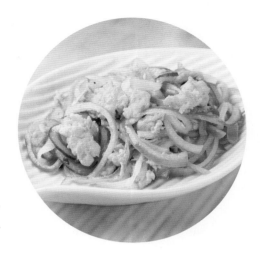

洋葱炒牛肉

主料 牛肉150克，洋葱150克，青椒10克

调料 料酒、姜、蒜、盐、食用油各适量

做法

1. 牛肉洗净去筋、切片，加料酒和盐腌渍；洋葱、姜洗净，切块；蒜切片。
2. 热锅注油，放入牛肉大火煸炒，加蒜片、姜块、盐、青椒和洋葱略炒，加盐调味。

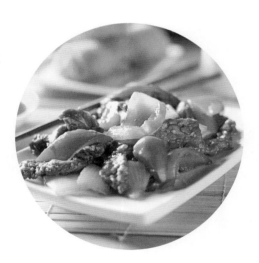

TIPS 注意事项

　　在炒洋葱的时候可以用慢火加热，这样做出来的洋葱会更加好吃一些，把洋葱炒得焦一些就会让菜肴的口味以微甜为主，使用小火加热的方法就会让洋葱中的糖分慢慢释放出来，可以让菜的味道更好。

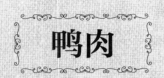

鸭肉

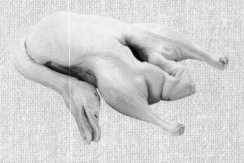

【推荐理由】

鸭肉具有滋五脏之阴、清虚劳热气、补血行水、养胃生津等功效。经常食用鸭肉能补充人体必需的多种营养成分和促进血液循环，利水消肿。

【食疗价值】

鸭肉是一种美味佳肴，适于滋补，是各种美味名菜的主要原料，其蛋白质含量比畜肉蛋白质含量高得多，脂肪含量适中且分布较均匀。中医认为其治身体虚弱、病后体虚、营养不良性水肿。

【适宜人群】

适宜体内有热、上火、低热、体质虚弱、食欲不振、大便干燥、水肿、营养不良、产后病后体虚、盗汗、遗精、妇女月经少、咽干口渴者食用。

 【食用禁忌】

1 对于身体虚寒、受凉引起的不思饮食，胃部冷痛、腹泻清稀、腰痛及寒性痛经以及肥胖、动脉硬化者应少食鸭肉。

2 鸭肉属寒性，而鳖也属寒性，所以二者不宜配食。久食令人阳虚、水肿、腹泻。

3 鸭肉忌与鸡蛋同食，否则会大伤人体中的正气。

4 慢性肠炎者要少吃，鸭肉味甘咸，食之可能使肠炎病情加重。

🍴 鸭肉的吃法

青萝卜陈皮鸭

主料 鸭肉 500 克，青萝卜 350 克

调料 陈皮 10 克，姜、盐各适量

做法

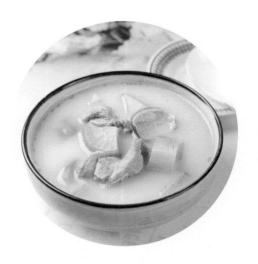

❶ 鸭肉洗净斩块，入沸水汆烫；青萝卜
　去皮切块；陈皮洗净浸软，切丝。

❷ 将主料和陈皮、姜放入锅中，加清水
　煮沸转小火炖 2 小时，加盐调味即可。

金银花水鸭煲

主料 水鸭 350 克，金银花、枸杞各 20 克

调料 姜 3 片，盐 2 克

做法

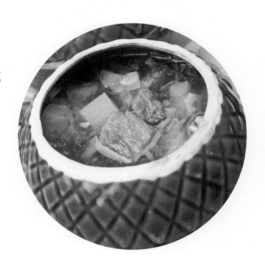

❶ 水鸭洗净，切块；金银花洗净，浸泡；
　生姜洗净，切片；枸杞洗净，浸泡。

❷ 水烧开后放入水鸭、姜片，小火慢炖。

❸ 1 小时后放金银花和枸杞，再炖 1 小时，
　放盐调味即可。

TIPS **注意事项**

　　鸭肉可治血虚或阴虚阳亢、头晕头痛、小便不利等，但是鸭肉不能和兔肉、杨梅、核
桃、木耳、胡桃、大蒜、荞麦一起吃，感冒患者更不宜多食。

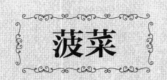

菠菜

【推荐理由】

菠菜中富含维生素A、B族维生素、维生素C以及叶酸，能缓解紧张情绪，改善抑郁的心情。产妇食用菠菜，可有效增强体质、防治抑郁、减轻精神困扰。

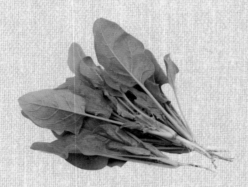

【食疗价值】

菠菜有"营养模范生"之称，它富含类胡萝卜素、维生素C、维生素K、矿物质（钙、铁等）、辅酶Q10等多种营养素。

【适宜人群】

适宜从事电脑工作者，糖尿病、高血压、便秘、贫血、坏血病患者，皮肤粗糙、过敏者和产妇食用。

❌ **【食用禁忌】**

1　菠菜不能与黄瓜同吃：黄瓜含有维生素C分解酶，而菠菜含有丰富的维生素C，所以二者不宜同食。

2　菠菜不宜与豆腐同吃，因为菠菜中的草酸可与豆腐中的钙结合生成草酸钙，不利消化。

3　菠菜不宜炒猪肝，猪肝中含有丰富的铜、铁等金属元素，一旦与含维生素C较高的菠菜结合，金属离子很容易使维生素C氧化而失去本身的营养价值。

菠菜炒鸡蛋

主料 菠菜 200 克，鸡蛋 2 个

调料 食用油、香油、盐各适量

做法

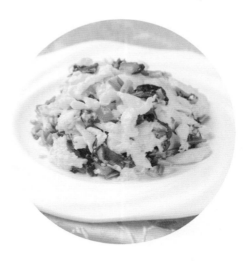

❶ 菠菜洗净切段，在开水中焯烫捞出。鸡蛋打入碗中，加入适量盐，搅匀，制成蛋液待用。

❷ 热锅注油炒熟鸡蛋，放入菠菜，加盐快速翻炒，淋入香油即可出锅。

菠菜炒肉片

主料 菠菜 300 克，猪肉 50 克，枸杞、芝麻各 5 克

调料 野菇酱、盐、食用油各适量

做法

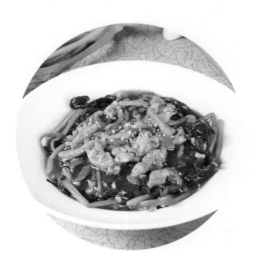

❶ 将菠菜洗净、切段，沸水中加少许盐，将菠菜焯至熟装盘，倒入野菇酱。

❷ 猪肉切丝，放入热油锅快炒至熟，放枸杞、盐炒匀，起锅倒在野菇酱上。撒上芝麻即可。

TIPS 注意事项

　　菠菜的补血作用与其所含丰富的类胡萝卜素、抗坏血酸有关，对身体健康和补血都有重要作用，但菠菜并不是所有人都适合吃，比如脾虚便溏者不适宜食用菠菜。

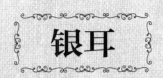

银耳

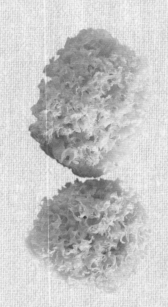

【推荐理由】

银耳含色氨酸、酪氨酸等大量氨基酸，能够增强神经递质的功能，有较好的抗抑郁作用。银耳对产妇有很好的补益与食疗作用。

【食疗价值】

银耳中的膳食纤维可助胃肠蠕动，减少脂肪吸收，从而达到减肥的效果，也含有大量水分，吸水后体积膨胀十倍，具有很好的通便作用。

【适宜人群】

适宜热性病发热、口渴、食欲不振、习惯性牙龈出血、贫血、头晕、心悸、高血压患者和产妇食用。

❌ 【食用禁忌】 🍴

1 银耳性润而腻，风寒咳嗽及湿痰壅盛者慎食，若食后有大便泄泻者不适宜食用。

2 冰糖银耳含糖量高，睡前不宜食用，以免血糖浓度增高。

3 不宜食用隔夜的银耳汤。隔夜的银耳汤中含亚硝酸，会使人体中正常的血红蛋白被氧化成高铁血红蛋白，从而丧失了携带氧气的能力，引起中毒，发生肠源性青紫症等一系列症状。

银杞明目汤

主料 银耳 15 克，枸杞 15 克

调料 冰糖适量

做法

❶ 银耳泡发洗净，撕成小朵；枸杞洗净。

❷ 锅内加入适量清水，放入银耳、枸杞烧沸，煮至将熟时，加冰糖搅拌至溶化，装入碗内即可。

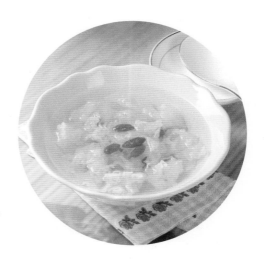

桂圆银耳羹

主料 干银耳 1/3 个，桂圆肉 15 个

调料 红枣 3 个，冰糖适量

做法

❶ 银耳泡发洗净，切碎；桂圆肉去核，红枣洗净备用。

❷ 将银耳放入冷水中，以大火煮沸后转小火煮至黏稠后，放入桂圆肉、红枣和冰糖，小火煲约半个小时即可。

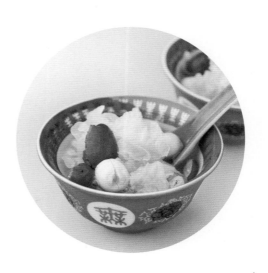

TIPS 注意事项

　　银耳有补脾开胃的功效，既能增强人体免疫力，又可增强肿瘤患者对放、化疗的耐受力。银耳富有天然植物性胶质，外加其具有滋阴的作用，是可以长期服用的润肤食品。但慢性肠炎患者、风寒者是不适宜吃银耳的。

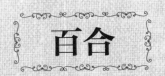

百合

【推荐理由】

百合有润肺、清心、调中安神之效，产妇适合食用，能够帮助平复心情，缓解情绪，防治抑郁症。

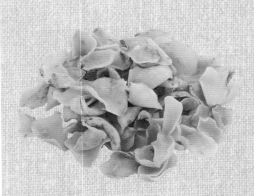

【食疗价值】

中医认为百合具有润肺止咳、清心安神的作用，对虚烦惊悸、失眠多梦、精神恍惚等症的产后妇女有食疗作用。尤其是鲜百合更甘甜味美，特别适合养肺、养胃的人食用。

【适宜人群】

适宜体虚肺弱、慢性支气管炎、肺气肿、肺结核、支气管扩张、咳嗽、睡眠不宁、惊醒易醒者和产妇食用。

❌ 【食用禁忌】 🍴

1 百合性偏凉，凡风寒咳嗽、虚寒出血、脾虚便溏者不宜选用。

2 百合虽能补气，亦伤肺气，故不宜多食。

3 羊肉与百合是相克的食物，同食会引起腹泻。

4 百合与猪肉同食易引起中毒，与虾皮同吃会降低其营养价值。

百合粥

主料━ 百合 30 克，粳米 50 克

调料━ 桂圆肉 5 个，白糖适量

做法

❶ 百合、粳米洗净，桂圆肉去核洗净。

❷ 百合、粳米和桂圆肉一起入锅，加适量清水，烧沸后改为文火煮成粥，调入白糖即可。

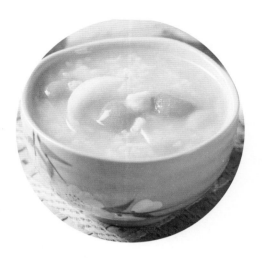

南瓜蒸百合

主料━ 南瓜 200 克，百合 150 克

调料━ 冰糖、蜂蜜各适量

做法

❶ 南瓜去皮切块，码放在盘中。百合剥开，放冰糖腌渍，蜂蜜加水溶解。

❷ 将百合放在南瓜上。上锅篜，滚开 3 分钟断火，闷锅 2 分钟。

❸ 出锅前倒入搅拌均匀的蜂蜜水即可。

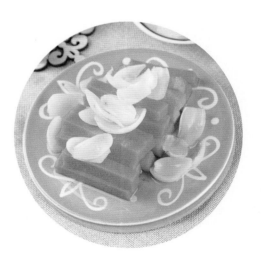

TIPS 注意事项

从临床应用上看，百合适用于轻度失眠人群，如不见效，应自查饮食作息规律是否需要调整；或者近期是否受到较大的精神压力或刺激，学会调整应对压力的方法，抽出时间进行适当运动，多与外界进行良好的互动，能有效地改善失眠状况。

产后抗衰老应该这样吃

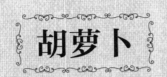

胡萝卜

【推荐理由】

胡萝卜中的β胡萝卜素能在机体正常代谢中扮演抗氧化衰老剂的作用，帮助细胞减缓老化的过程，从而起到延缓衰老的作用。

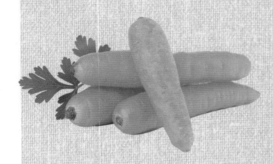

【食疗价值】

胡萝卜有健脾和胃、补肝明目、清热解毒、壮阳补肾、透疹、降气止咳等功效。

【适宜人群】

适宜癌症、高血压、夜盲症、干眼症、营养不良、食欲不振、皮肤粗糙者食用。

❌ 【食用禁忌】

1. 胡萝卜不宜与白萝卜、人参、西洋参一同食用；不宜去皮食用，胡萝卜的营养精华就在表皮，洗胡萝卜时不必削皮，只要轻轻擦拭即可。

2. 体弱气虚者不宜食用；常人也切忌多食久食，以免耗伤正气。

3. 胡萝卜中含有大量的β胡萝卜素，如果胡萝卜素与酒精混合的话，就会在肝脏中产生毒素，危害肝脏的健康，所以注意喝酒时慎食胡萝卜。

胡萝卜粥

主料 — 胡萝卜 200 克，粳米 50 克

调料 — 食用油 3 毫升，盐 2 克

做法

① 胡萝卜洗净切碎，粳米洗净。

② 热锅注油，翻炒胡萝卜片刻，与粳米一起倒入锅内，加适量清水，煮至米开粥稠，放盐调味即可。

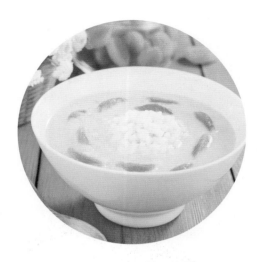

五彩杂蔬

主料 — 荷兰豆 100 克，胡萝卜 120 克，香菇 30 克，玉米 30 克，红椒 1 个

调料 — 盐、食用油各适量

做法

① 胡萝卜洗净，去皮切片；荷兰豆洗净；红椒切片，玉米切段；香菇泡发。

② 往锅中加适量清水烧开，加盐、油，倒入胡萝卜、荷兰豆焯水后盛出沥干。

③ 油烧热加所有材料翻炒至熟，放盐即可。

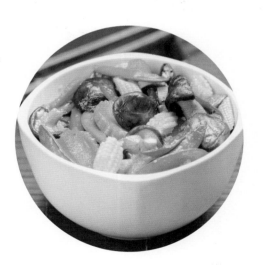

TIPS 注意事项

炒胡萝卜时放醋会破坏其营养价值。因为胡萝卜中最主要的营养成分 β 胡萝卜素具有明目和美容的作用，可以被人体转化为维生素 A 吸收，并能够抑制破坏性的自由基细胞。

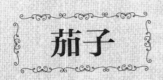

茄子

【推荐理由】
茄子含有维生素 E，有防止出血和抗衰老功能，常吃茄子，可降低血液中胆固醇水平，对延缓人体衰老具有积极作用。

【食疗价值】
茄子含有黄酮类化合物，具有抗氧化功能，防止细胞癌变，同时也能降低血液中胆固醇含量，预防动脉硬化，可调节血压、保护心脏。

【适宜人群】
适宜发热、咯血、便秘、高血压、动脉硬化、坏血病、眼底出血、产妇、皮肤紫斑症等容易内出血的人食用。

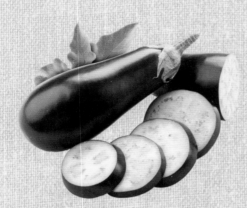

 【食用禁忌】

1. 食用茄子不建议去皮，它的价值就在皮里面，茄子皮中含有 B 族维生素。B 族维生素和维生素 C 是一对很好的搭档，维生素 C 的代谢过程中是需要 B 族维生素的支持的。

2. 孕产妇不宜多吃老茄子，特别是秋后的茄子，含有较多茄碱，对人体健康不利。

3. 煎炸茄子，其维生素损失量可达 50% 以上。

家常茄子

主料 茄子 2 个

调料 水淀粉、酱油、盐、食用油、葱花各适量

做法

1 茄子洗净，切成块。

2 热锅注油，倒入茄子翻炒，加盐、酱油，用水淀粉勾芡，撒上葱花即可。

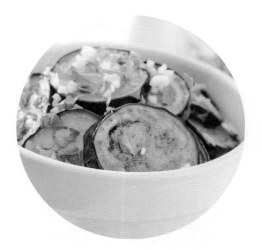

蒜泥蒸茄子

主料 茄子 2 个，蒜头 1 个

调料 葱花、蚝油、生抽、盐各适量

做法

1 葱花切粒，蒜头切末，茄子洗净切片，放置盘中。

2 碗中放蒜末、生抽、蚝油和盐拌匀，浇在茄子上，放入蒸锅中，蒸熟。

3 取出蒸好的茄子，撒上葱花即可。

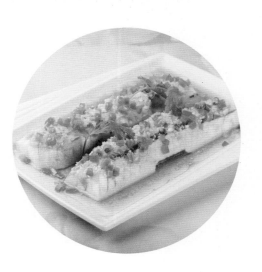

TIPS 注意事项

茄子性凉，脾胃虚寒者不宜多吃，妇女经期前后也要尽量少吃。茄子含有诱发过敏的成分，多吃会使人神经兴奋，过敏体质者要避免食用。

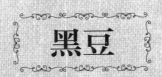

黑豆

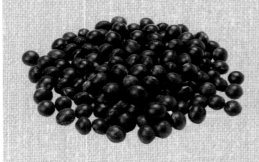

【推荐理由】

黑豆被古人誉为肾之谷，含有丰富的维生素、卵磷脂等，其中B族维生素和维生素E的含量都很高，维生素E的含量是肉的7倍，能有效地延缓衰老。

【食疗价值】

黑豆中微量元素如锌、铜、镁、钼、硒、氟等的含量都很高，而这些微量元素对延缓人体衰老、降低血液黏稠度等非常重要。黑豆中粗纤维含量高达4%，常食黑豆，促进消化，防止便秘发生。

【适宜人群】

适宜体虚、脾虚水肿、脚气水肿、小儿盗汗、自汗、热病后出汗、小儿夜间遗尿、妊娠腰痛、腰膝酸软、老人肾虚耳聋、白带频多、产后中风、四肢麻痹者食用。

❌ 【食用禁忌】 🍴

1　黑豆不适宜生吃，尤其是肠胃不好的人易出现胀气现象，但加热之后，部分营养成分又会被高温分解掉。建议黑豆做豆浆食用，会补充体内所需的微量元素。

2　黑豆浆不像黄豆性冷，且还有治疗风湿、抗衰老等效果。

3　黑大豆炒熟后，热性大，多食易上火。

黑豆芝麻粥

主料 — 黑豆 50 克，粳米 50 克，黑芝麻 3 克

调料 — 姜末、白糖各适量

做法

① 黑豆提前浸泡 6 小时，洗净待用；黑芝麻洗净，沥干水分，碾碎。

② 将所有材料一起放入砂锅中加适量清水煮至粥稠。加白糖调味，撒上姜末即可。

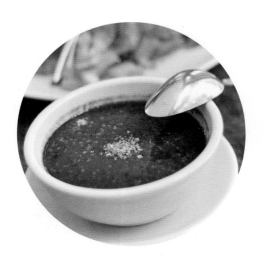

黑豆排骨汤

主料 — 黑豆 50 克，排骨 250 克

调料 — 姜、盐各适量

做法

① 黑豆清洗干净，用清水浸泡 4 小时。

② 姜切成片。水沸后倒入排骨，撇去浮沫，捞出排骨冲净，沥干。

③ 锅中注清水烧开，放入黑豆、排骨、姜片大火煮沸，转小火续煮 2 ～ 3 小时，加盐调味即可。

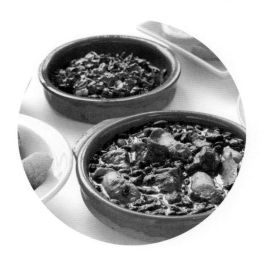

TIPS 注意事项

黑豆一直被人们视为药食两用的佳品，因为它具有高蛋白、低热量的特性。但黑豆并不适合所有人群，比如儿童、肠胃功能不良者是不适宜吃黑豆的。

产后瘦身并不难，这样吃苗条又美丽

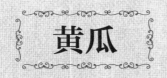

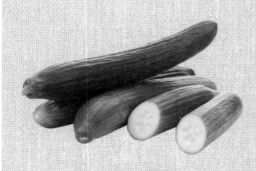

【推荐理由】

鲜黄瓜内含有丙醇二酸，可抑制糖类物质转化为脂肪。黄瓜中还含有纤维素，对促进肠蠕动、加快排泄和降低胆固醇有一定的作用。黄瓜的热量很低，对于高血压、高血脂以及并发肥胖症的糖尿病患者，是一种理想的食疗良蔬。

【食疗价值】

黄瓜具有除湿、利尿、降脂、促消化的功效，所含的纤维素能促进肠内腐败食物排泄。

【适宜人群】

适宜热病患者，肥胖、高血压、高血脂、水肿、癌症、嗜酒者及糖尿病患者食用。

❌【食用禁忌】

1　黄瓜生食时，应先在盐水中泡15～20分钟再洗净。用盐水泡黄瓜时切勿掐头去根，要保持黄瓜的完整，以免营养素在泡的过程中从切面流失。

2　黄瓜做凉拌菜应现做现吃，不要做好后长时间放置，这样也会促使维生素损失。

3　黄瓜里含有一种维生素C分解酶，会破坏其他蔬菜中的维生素C。食物中维生素C含量越多，被黄瓜中的分解酶破坏的程度就越严重。

糖醋黄瓜片

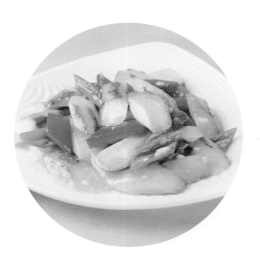

主料 黄瓜 2 根

调料 盐、白糖、白醋各适量

做法

1. 将黄瓜去皮去子切薄片,用盐腌渍 30 分钟。

2. 用冷开水洗去黄瓜的部分咸味,水控干后,加盐、白糖和白醋腌 1 小时即成。

紫菜黄瓜汤

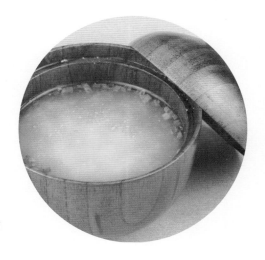

主料 黄瓜 150 克,紫菜 15 克

调料 葱花、香油、盐各适量

做法

1. 黄瓜洗净切片,紫菜洗净。

2. 锅中注清水烧开,放入黄瓜煮至熟。

3. 倒入紫菜烫熟,淋上香油,撒入盐和葱花即成。

TIPS 注意事项

黄瓜性凉,成分中 96% 是水,能祛除体内余热,清热解毒。但是黄瓜偏寒,脾胃虚寒、久病体虚者不宜多吃。有肝病、心血管病、肠胃病以及高血压的人,不适宜吃腌黄瓜。

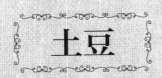

土豆

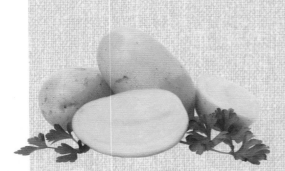

【推荐理由】

土豆水分多，脂肪少，单位面积的热量相当低，是非常理想的减肥食品，且土豆中含有丰富的膳食纤维，有助于促进肠道蠕动，疏通肠道，排除毒素。

【食疗价值】

土豆是非常好的高钾低钠食品，很适合水肿型肥胖者食用，加上其钾含量丰富，几乎是蔬菜中最高的，所以还具有瘦腿的功效。

【适宜人群】

适宜女性白带过多者、皮肤瘙痒者、急性肠炎患者、习惯性便秘者、皮肤湿疹患者、心脑血管疾病患者食用。

❌ 【食用禁忌】

1　生土豆含微量有毒的生物碱，主要是茄碱和毛壳霉碱，但一般经过170℃的高温烹调，有毒物质会分解。

2　切好的土豆丝或土豆片不宜长时间浸泡，浸泡太久会造成水溶性维生素等营养流失。

3　香蕉和土豆同食易使脸上出现雀斑。

4　土豆有通下作用，脾胃虚寒易腹泻者应少食或不食。

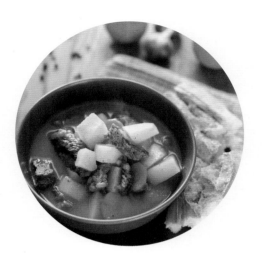

土豆的吃法

土豆炖羊肉

主料 土豆 250 克，羊肉 250 克，胡萝卜 30 克

调料 胡椒粉、盐各适量

做法

① 土豆、羊肉洗净后切成均匀的小块，胡萝卜切片；羊肉浸泡除去血水。

② 将土豆、羊肉和胡萝卜放入锅中加适量清水炖煮 45 分钟。将熟时，放盐和胡椒粉拌匀，盛出装盘即可。

炒土豆丝

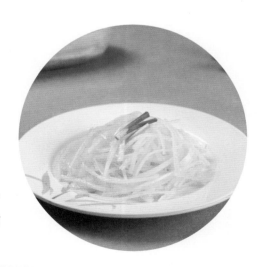

主料 土豆 250 克

调料 食用油、盐、蒜末各适量

做法

① 将土豆去皮，洗净，切丝。

② 将土豆丝冲洗至水清透明，捞出沥干。

③ 热锅注油，将土豆丝和蒜末放入锅内翻炒至熟，加盐调味即可。

TIPS 注意事项

土豆富含膳食纤维和钾盐，属碱性食品，肠胃对其吸收慢，所以有饱腹感，若孕妇经常食用，蓄积在体内可能导致胎儿畸形。建议孕妇少吃或不吃土豆，特别是长期贮存、发芽的土豆，这点对妊娠早期的妇女来说尤其重要。

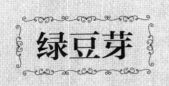

绿豆芽

【推荐理由】

绿豆芽中含有蛋白质、脂肪、糖类、多种维生素、纤维素、胡萝卜素、磷、锌等矿物质，能够促进新陈代谢，被认为是最适合肥胖人进食的蔬菜之一。

【食疗价值】

绿豆芽有很高的药用价值，中医认为，绿豆芽性凉味甘，不仅能清暑热、通经脉、解诸毒，还能补肾、利尿、消肿、滋阴壮阳、调五脏、美肌肤、利湿热，还能降血脂和软化血管。

【适宜人群】

适宜湿热郁滞、食少体倦、热病烦渴、大便秘结、小便不利、目赤肿痛、口鼻生疮患者和产妇食用。

❌ 【食用禁忌】

1. 绿豆芽性凉，过食易损伤胃气，且含粗纤维，易加快肠蠕动而引起腹泻，因此，慢性肠炎、慢性胃炎及消化不良患者不宜多食。

2. 绿豆芽和猪肝同食，有损营养素的吸收。

3. 体质虚弱的人不宜多吃绿豆芽。

韭菜炒绿豆芽

主料 绿豆芽 200 克，韭菜 100 克，木耳 15 克

调料 食用油、盐各适量

做法

❶ 绿豆芽洗净沥干水分，韭菜洗净、切段；木耳洗净切片。

❷ 热锅注油，放入绿豆芽、木耳煸炒，下韭菜段翻炒均匀，加盐调味即可。

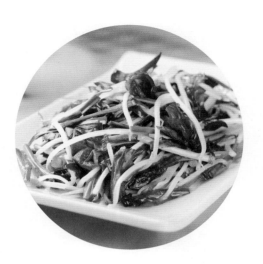

甜椒炒绿豆芽

主料 甜椒 70 克，绿豆芽 65 克

调料 水淀粉 2 毫升，食用油、盐各适量

做法

❶ 甜椒洗净切丝备用；绿豆芽洗净备用。

❷ 热锅注油，放入甜椒、绿豆芽炒熟，倒入水淀粉炒入味。

❸ 加盐调味即可。

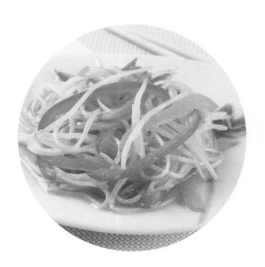

TIPS 注意事项

　　绿豆芽含有的蛋白质会分解成易被人体吸收的游离氨基酸，所以烹调时油盐不宜太多，尽量保持其清淡和爽口。炒绿豆芽时加入一点醋，既可防止维生素 B_1 流失，又可以加强减肥作用。另外，炒豆芽时应热锅快炒，使维生素 C 少受破坏。

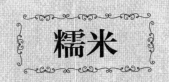

糯米

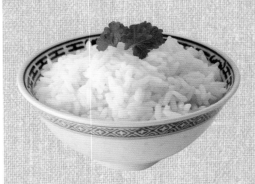

【推荐理由】

糯米有补中益气、止泻、健脾养胃、止虚汗、安神益心、调理消化和吸收的作用，对脾胃虚寒、产后体弱、气短无力等症有舒缓作用。

【食疗价值】

糯米的主要功能是温补脾胃，所以对中气虚脾胃弱者有很好的补益作用。糯米对于哮喘、支气管炎等慢性病患者，恢复期的病人及体虚者，都是一种很好的营养食品。

【适宜人群】

适宜脾胃虚寒所致的反胃、食欲减少、泄泻和气虚引起的出汗、气短无力、妊娠腹坠胀等症患者，肺结核、神经衰弱、病后产后之人食用。

❌【食用禁忌】

1. 胃肠消化功能弱的产妇不宜食用，消化功能正常的产妇也不能多食，以免引起消化不良。

2. 糯米与苹果同食不易消化，与莲子同吃影响钙离子的吸收。

3. 老人、儿童、病人等胃肠消化功能障碍者不宜食用，湿热痰火偏盛、发热、咳嗽痰黄、黄疸、腹胀、糖尿病等病症患者不宜过多食用。

莲子糯米粥

主料 —— 糯米 50 克，莲子 50 克

调料 —— 红枣 4 颗

做法

① 所有原料洗净，糯米浸泡备用。

② 锅中注入清水，放入材料熬煮。

③ 1 小时后，粥熟黏稠即可食用。

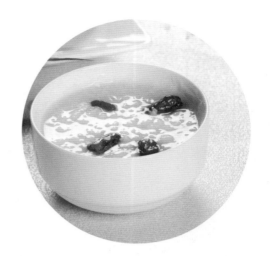

糯米蒸排骨

主料 —— 糯米 120 克，排骨 350 克，荷叶 2 张

调料 —— 盐、生姜、荷兰豆各适量

做法

① 糯米和荷叶浸泡过夜；排骨切成小段，余去血水后，备用。

② 将排骨、糯米和荷兰豆拌匀，放入生姜、盐，用荷叶包裹。

③ 上蒸笼用大火蒸开，转小火蒸 2 小时。

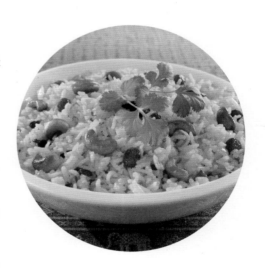

TIPS 注意事项

糯米是温和的滋补品，能补虚、补血、健脾暖胃、止汗。其中所含淀粉为支链淀粉，所以在肠胃中难以消化水解。但糯米年糕无论甜咸，其糖类和钠的含量都很高，糖尿病或其他慢性病患者及肥胖者要尽量少吃。

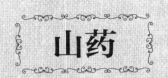

山药

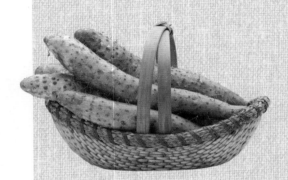

【推荐理由】

山药是虚弱、疲劳或病愈恢复体力的最佳食品，产后食用可以缓解身体虚劳情况，并恢复体力，改善血液成分，让身体更加健康。

【食疗价值】

山药所含的能够分解淀粉的淀粉糖化酶，是萝卜中含量的3倍，胃胀时食用，有促进消化的作用，可以祛除不适症状，有利于改善脾胃消化吸收功能，是一味平补脾胃的药食两用之佳品。

【适宜人群】

适宜糖尿病腹胀、病后、产后虚弱、慢性肾炎、长期腹泻者食用。

❌ 【食用禁忌】

1　山药富含维生素C，猪肝中含铜、铁、锌等金属微量元素，维生素C遇金属离子，则加速氧化而破坏，降低了营养价值，故食猪肝后不宜食山药。

2　山药和柿子同食会引起胃胀、腹痛、呕吐。

3　山药有收涩作用，故大便燥结者不宜食用，另外有实邪者忌食山药。

4　山药与甘遂不宜同食，也不可与碱性药物同服。

山药莲子粥

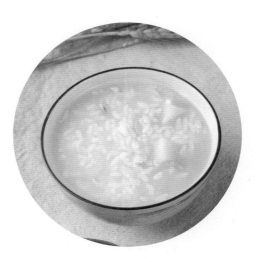

主料 → 山药 30 克，莲子 10 克，粳米 50 克

调料 → 冰糖适量

做法

❶ 粳米洗净；山药洗净去皮，切成小块；
莲子去心，洗净泡发。

❷ 锅内放入粳米和适量清水大火烧开，
加莲子、山药同煮。小火煮至粥成，
放入冰糖拌匀即可。

山药排骨汤

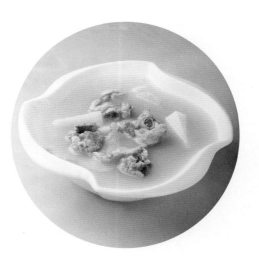

主料 → 排骨 200 克，山药 150 克

调料 → 盐、生姜各适量

做法

❶ 生姜切片；排骨放入沸水中氽去血水；
山药去皮切块。

❷ 锅内注入适量清水，放入姜片、排骨，
大火烧开后转中火煮 1 小时。

❸ 放入山药块，用小火煮约 30 分钟后，
加盐调味即可。

TIPS 注意事项

　　山药肉质细嫩，具有营养丰富、滋补健身、养颜美容之功效，是产后妈妈补虚首选
的健康营养美食。但新鲜山药切开时会有黏液，极易滑刀伤手，可以把山药用清水洗净，
再放在开水锅中煮 4 ~ 5 分钟，凉凉后去皮。

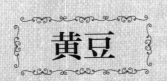

黄豆

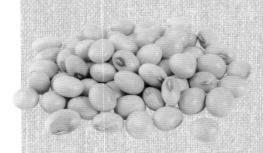

【推荐理由】

黄豆富含蛋白质、多种微量元素、膳食纤维、卵磷脂、异黄酮等营养成分，产妇可从黄豆中获得丰富的营养，增强体质，促进身体的复原。

【食疗价值】

黄豆脂肪也具有很高的营养价值，这种脂肪里富含不饱和脂肪酸，容易被人体消化吸收。而且黄豆脂肪可以阻止胆固醇的吸收，所以黄豆对于动脉硬化患者来说，是一种理想的营养品。

【适宜人群】

适宜动脉硬化、高血压、冠心病、高血脂、糖尿病、产后气血不足、营养不良、癌症等患者食用。

❌【食用禁忌】

1 黄豆营养丰富，能够加工成多种多样的食品，但若加热不充分，食用后可引起中毒。

2 黄豆性偏寒，胃寒者和易腹泻、腹胀、脾虚者以及常出现遗精的肾亏者不宜多食。

3 患有严重肝病、肾病、痛风、消化性溃疡、动脉硬化、低碘等疾病者禁食。

4 黄豆与猪肝同食可能导致食欲不佳，消化不良。

黄豆焖鸡翅

主料 黄豆 100 克，鸡翅 8 个

调料 姜、花椒水、盐、食用油各适量

做法

❶ 黄豆泡洗干净；葱和姜切碎备用；鸡翅洗净，用花椒水和姜汁腌渍入味。

❷ 黄豆加姜末煮熟，捞出备用；油锅烧热，放入鸡翅翻炒至变色，加煮好的黄豆及适量清水、盐，小火焖至汁浓即可。

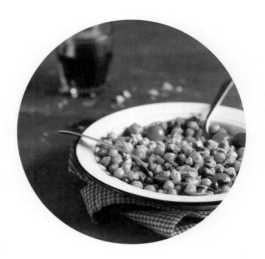

茭白烧黄豆

主料 茭白 250 克，水发黄豆 200 克，彩椒 1 个

调料 蒜、香油、盐、蚝油、食用油各适量

做法

❶ 茭白去皮洗净，彩椒洗净切菱形；烧开水，放入盐、香油、茭白、黄豆和彩椒煮至五成熟，捞出沥干水分。

❷ 热锅注入食用油，爆香蒜末，倒入茭白、黄豆和彩椒炒匀，加蚝油、盐和清水以大火收汁，淋入香油，关火盛出。

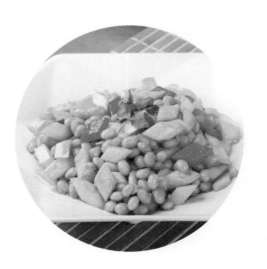

TIPS 注意事项

　　黄豆宽中下气、利大肠、消热解毒，是食疗佳品。黄豆富含的大豆皂苷能清除体内自由基，有抗氧化的作用。但是生黄豆含有抑胰蛋白酶毒素，能使消化液的消化作用降低，所以黄豆要煮熟后再吃。

玉米片黄豆粥

主料 — 玉米片、黄豆各 30 克，粳米 90 克

调料 — 盐 2 克

做法

① 玉米片洗净；粳米和黄豆均洗净泡发。

② 锅内加适量清水，放入玉米片、黄豆和粳米以大火煮开。

③ 转小火煮至粥成，调入盐即可。

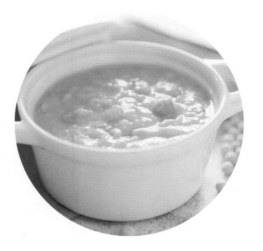

小米黄豆粥

主料 — 黄豆 30 克，小米 50 克

调料 — 白糖 2 克

做法

① 小米洗净，加清水浸泡；黄豆洗净，捞出煮熟。

② 锅内加适量清水，放入小米，大火煮至水开后加入黄豆，改小火熬煮。

③ 煮至粥烂汤稠后，放白糖拌匀即可。

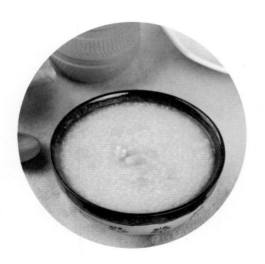

第五章

产后妈妈们最关心的九个问题

生下小宝宝后，新妈妈们最关心的问题除了如何照顾好小宝宝，便是如何快速恢复孕前的身材了。如何预防产后乳房下垂？妊娠纹该怎么消除？产后乳房胀痛怎么办？产后哪段时间进行塑身锻炼最有效？等等这些问题，您将一一在本章中得到解答。

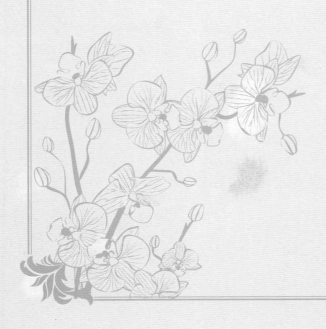

Q1：产后如何预防乳房萎缩、下垂？

妈妈们的烦恼：

"我听说生完孩子，妈妈们不仅身材变形，还会乳房萎缩、下垂？这是真的吗？如果想预防这些，我该怎么做？怀孕的时候乳房变大，感觉很自信，但是生完宝宝觉得乳房萎缩了，看起来干瘪了许多。"

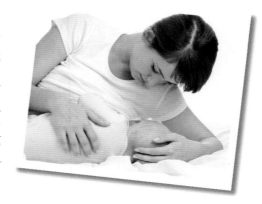

小 编 解 答

◆ 选择合适的胸衣

　　孕妇在怀孕期间应该随着乳房的增大，选择适当尺寸的胸衣，千万不可不穿胸衣，否则乳房容易下垂；产后，也要随着乳房的缩小，换穿较小尺寸的胸衣，才足以给乳房提供适当的支撑。

◆ 坚持母乳喂养

　　产后妈妈最好坚持喂哺母乳，一来母乳是宝宝最全面的营养品，二来哺乳可避免乳房缩小过快，从而减少乳房下垂的机会。哺乳过程中，宝宝吸吮乳头的动作会不断刺激分泌乳汁的乳腺组织，乳腺组织接受外界刺激越多就越发达，因此，坚持母乳喂养的妈妈在哺乳期后，乳房会变得更坚挺，而并非松弛、下垂。

◆ 坚持锻炼身体

　　哺乳期间要坚持锻炼身体，扩胸运动等都可使乳房坚挺，延缓乳房的萎缩，防止乳房下垂。

◆ 局部按摩乳房

　　局部按摩乳房能促进乳房内血液淋巴循环以及乳腺组织的发育，避免乳房下垂。

Q2：产后乳房胀痛怎么办？

妈妈们的烦恼：

"生完宝宝已经有三天的时间了，奶水还没有下来，可现在我的两个乳房都胀痛得很厉害，这是怎么回事啊？该怎么办呢？"

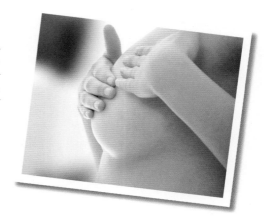

小 编 解 答

婴儿出生后，妈妈要亲自喂奶。母乳是各种营养中最好的一种，对孩子的生长发育有极大的好处。有时由于乳汁太多，婴儿吃不完，或因乳腺管不通，婴儿吸不出，或乳头内凹而吸不住等原因使乳房胀满、疼痛、发热，甚至引起乳疮，必须及时处理。

◆ 乳腺管不通

产后三天奶水还没有下来而且胀痛得厉害，这种情况就是乳腺管不通。这时可以用手将母乳挤出来，方法是洗净双手后握住整个乳房，均匀用力、轻轻从乳房四周向乳头方向按摩挤压，一旦母乳排出产妇会立感轻松。挤压乳房时，如果发现某个部位胀奶明显，可在局部用力挤压。尽管挤压会使产妇感到胀痛，但不能因怕痛就不及时处理。否则只会加重胀奶，使乳房过度膨胀或引起乳腺炎。

◆ 将乳房排空

给宝宝哺乳时，要注意将双侧乳房排空。如果宝宝吃不完，及时挤出多余奶水，这样既减轻奶胀，还能促使奶水分泌。

◆ 勤于哺乳

另外，勤于哺乳，让宝贝充分吸吮奶水，以及对乳房进行热敷，都可缓解乳房的胀痛感。每一个新妈妈在细心呵护宝宝的同时也要细心呵护自己的乳房。

Q3：避免产后腰酸背痛的秘诀

妈妈们的烦恼：
"我听说生完孩子，妈妈们都会觉得腰酸背痛，想问问有没有缓解腰酸背痛的方法？"

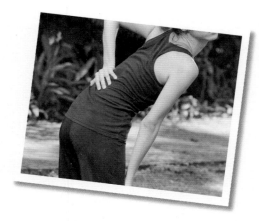

小 编 解 答

　　实际上，腰背部疼痛是从孕期就开始的。为了适应不断增加的体重，以及逐渐隆起的腹部，准妈妈的脊柱会发生生理性弯曲，腰部向前突，从而造成腰部的负荷过大。另外，由于妊娠后分泌的"松弛素"会使支撑关节之间的韧带变得松弛。这些都会增加腰痛的风险。而产后妈妈要经常弯腰照料宝贝，如洗澡、穿衣服、换尿布、从摇篮里抱起宝贝等，或恶露排出不畅引起盆腔血液瘀积，都易诱发腰部疼痛。还有一些新妈妈产后过早地穿高跟鞋，使身体重心前移，除了引起足部疼痛等不适外，也可通过反射涉及到腰部，使腰部产生酸痛感。在孕期要坚持均衡合理饮食，避免体重增加过多而增大腰部的负担。

　　要减缓腰酸背痛，尽量选择轻便、柔软的鞋子，不要穿高跟鞋。产后避免常弯腰或久站久蹲，准备一个专给孩子换尿布或洗屁屁的台子。喂奶时采取正确姿势，以坐在低凳上为好，如果坐的位置较高，可把一只脚放在一个脚踏上，或身体靠在椅子上。最好在膝上放一个枕头抬高宝贝，这样还可承受重量。平时注意防护腰部，产后保持充分睡眠，经常更换卧床姿势，避免提过重或举过高的物体，不要过早跑步、走远路；经常活动腰部，使腰肌得以舒展。

Q4: 怎样预防产后发胖?

妈妈们的烦恼:

"我听说生完孩子,除了要照顾好宝宝外,最需要担心的就是自己体形的恢复了,但事实也证明,月子坐下来会胖很多,要怎样才能预防产后发胖呢?"

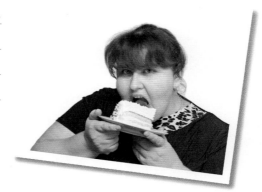

小编解答

◆ **保持好心情**

不良情绪会使产妇内分泌系统功能失调,影响新陈代谢,造成肥胖等问题。所以产后要保持乐观的情绪,避免烦躁、生气、忧愁、愤怒等不良情绪的刺激。

◆ **适度饮食**

妇女孕期和产后需要的营养比平常多且都是一些大补的东西,要注意饮食有节,一日多餐,按时进行,形成习惯,且不可顿顿大补,要适量而行。食物构成应以高蛋白、高维生素、低糖、低脂肪为好。合理饮食,荤素搭配、细粮与粗粮搭配并适当多吃水果。

◆ **科学睡眠**

产后夜晚睡8小时,午睡1小时,一天的睡眠时间即可保证。睡眠时间过多,人体新陈代谢降低,糖类等营养物质就会以脂肪形式在体内堆积造成肥胖。

◆ **坚持母乳喂养**

坚持母乳喂养,不但有利于婴儿生长发育,也可预防产后肥胖。母乳喂养可促进乳汁分泌,加强母体新陈代谢,将体内多余的营养成分输送出来。

◆ **别忘了勤活动**

顺产后应尽早下地做些轻微的活动,如洗手、洗脸、倒水等。满月后,随着身体的恢复,应坚持每天做体操、健美操或产后瑜伽等,以减少皮下脂肪堆积。

Q5：产后能服用减肥药吗？

妈妈们的烦恼：

"我听说生完孩子，妈妈们身材变形，还很难控制，这是真的吗？我能吃减肥药吗？真不想身上带着'游泳圈''大象腿'。"

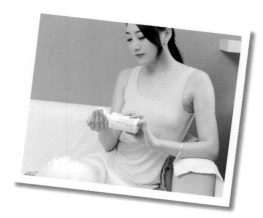

小编解答 ◀❚❚

　　新妈妈们一般都会减肥心切，因为以前的照片会不断刺激新妈妈们以冲刺速度努力。节食是主流，一些更胖的新妈妈甚至吃减肥药。产妇刚生产不久，身体还在复原中。产后马上吃减肥药，不仅会导致身体恢复慢，严重的还可能引发各种并发症。而吃减肥药的产妇，药物通过乳汁传递给宝宝，会造成宝宝肝、肾损害。

　　减肥药的不良反应还是很大的，减肥药甚至会伤到胃部，因为减肥药一般是借助药性来迫使身体减肥，这绝对不是正常的减肥方式，而且对新妈妈而言伤害是很大的。因为女性产后身体是十分脆弱的，若是调养不好，则很有可能落下病根，而在产后吃减肥药，更是很有可能造成严重的身体伤害。

　　减肥药会影响人体正常代谢功能。最好还是从饮食和运动方面入手，而这样减肥成功也比较不容易反弹。而且在产后减肥期间保持乐观的心态对减肥来说也是很有帮助的，产后正处于一个身体内各个器官由旧的平衡转向新的平衡的时期，大约需要56天才能恢复到孕前的水平，恢复到一个健康正常的非孕期情况。这时新妈妈要有信心，这样才有助于身体的恢复。

Q6: 有哪些方法能消除妊娠纹?

妈妈们的烦恼:

"生完孩子,妈妈们不仅乳房萎缩,还会有难看的妊娠纹。该怎么预防?妊娠纹会消失吗?原本光滑的肌肤因为有了妊娠纹而变得像西瓜皮一样难看,让人想晒晒自己产后瘦身的成果都不敢,而只能穿连体泳衣。"

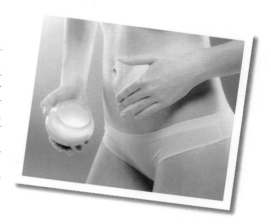

小编解答

首先并不是每个孕妈妈都会留下妊娠纹,妊娠纹的产生既有自身的体质原因及自身产前保养的原因,也有遗传原因。怀孕的女性在整个孕产期由于肚皮被撑大,腹部的皮肤失去弹性,肌肤纤维损伤断裂形成妊娠纹。妊娠纹的生长方向多为垂直线,妊娠纹在产后不会消失,不过想要减轻妊娠纹还是有方法可循的。

除了通过体重的控制、腹部的按摩及均衡的营养摄取来减缓妊娠纹的状况外,同时腹部护肤品的应用也很重要。适度地使用除纹霜,对预防减缓妊娠纹的产生有一定的作用。除纹霜中的胶原蛋白成分可填补真皮层的胶原蛋白,预防纤维断裂。

均衡营养可以减轻妊娠纹的严重程度,祛除妊娠纹有以下几个原则:

每天早晚喝两杯脱脂牛奶,吃纤维素含量丰富的蔬菜、水果和富含维生素及矿物质的食物,一次增加细胞膜的通透性和皮肤的新陈代谢功能。维生素 A、维生素 B_2 是皮肤光滑细润不可缺少的物质。

正确的喝水习惯会为你的皮肤弹性计划提速。早上起床后,喝一大杯水,可以刺激肠胃蠕动,使内脏进入工作状态。清晨,排出体内垃圾是非常重要的。如果你常被便秘困扰,不妨在水中加点盐。

吃些对皮肤胶原纤维有利的食品,以增强皮肤弹性。另外,要控制糖分摄入,少吃色素含量高的食物。

Q7：产后瘦身有哪些关键因素？

妈妈们的烦恼：

"生完孩子后，身材一直恢复不了，甚至比怀孕的时候还胖，听说按照传统的方法坐月子，不动还要进补是很不好的陋习，但是看了那么多相关文章、信息，更混乱了。就想问问产后如何才能瘦身成功，避免瘦身的坑呢？"

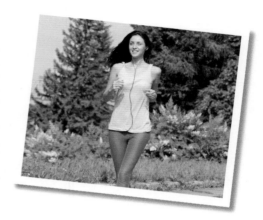

小编解答 📢

很多新妈妈瘦身不成功，很多时候一方面是对于身体在产后恢复期不了解，另外受到传统坐月子的观念误导，所以往往容易只是盯着自己的体重、身材，而不是脂肪。刚刚分娩不久的新妈妈不能盲目节食瘦身，刚生产完，身体还未完全恢复到孕前的程度，加之有些新妈妈还担负着繁重的哺育任务，此时正是需要补充营养的时候。产后强制节食，不仅会导致新妈妈身体恢复慢，严重的还有可能引发产后各种并发症。而服用减肥药更不可取。哺乳期的新妈妈服用减肥药，大部分药物会从乳汁里排出，这样就等于宝宝也跟着吃了大量药物。

◆ 合理调整饮食

产后的饮食搭配对于瘦身的顺利进行，起着至关重要的作用。应尽量食用不饱和植物油，油量越少越好，含高油脂的沙拉酱、花生酱都是容易发胖的食物，新妈妈要少吃。新妈妈应食用适量的奶制品，但应注意尽量选用低脂、脱脂奶，而不宜选取炼乳、调味乳。甜点、零食对想要减肥的新妈妈来说同样也不太适合，尤其是蛋糕、巧克力，热量特别高，应适当控制。

◆ 适当有氧运动

产后积极运动，适当的有氧运动不仅可促进新陈代谢，还能有效避免体内热量积蓄。重要的是运动要循序渐进，持之以恒。

Q8：产后妈妈重返职场，如何适应新的变化？

妈妈们的烦恼：

"为了让宝宝能有更好的生活，选择了重回职场。但是之前因为生宝宝而完全放松自己，现在对于原公司的工作岗位安排不太满意，换工作的话，又因脱离职场久了，而陷入被动，另一方面离开宝宝，心里有内疚感，我该怎么办？"

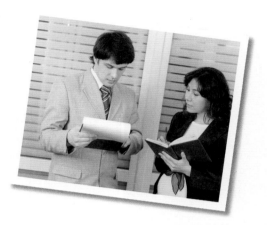

小编解答

新妈妈要提前为生育后的职业生涯在心态、能力和人际关系上做各种准备。继续充电保持工作激情，付出更多的努力，才能打破别人对你的偏见，才能突破自己。既然做了母亲，势必会将一部分精力放在哺育下一代的身上，在这种客观因素下，产妇一定要坦然面对岗位变化，调整好心态。

◆ 倾听自己内心的声音

对于大多数新妈妈而言，需要的是一种平衡的状态。当知道自己最想要的是什么东西后，无论是继续在原单位，还是换工作、换行业，一切问题都可以迎刃而解。

◆ 统筹兼顾，注意平衡自己的生活

在工作中多做少想，避免过多忧虑。回到家里，记得保持良好的亲子关系，避免因工作中的烦恼而影响家庭生活；丈夫与家人要充分理解与支持，从而实现全职妈妈到职场妈妈的完美转身。

Q9：产后哪段时间进行塑身最有成效？

妈妈们的烦恼：

"刚生完宝宝，塑身好像不适合，一方面感觉身体还较虚，另一方面照顾宝宝也需要大量的体力和精力，但看着自己身材变形，每次照镜子都觉得很难受。什么时候进行塑身锻炼比较合适、比较有效果呢？"

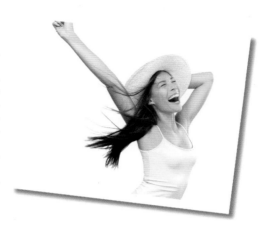

小编解答 📢

　　据研究，产后两三个月至半年内是修复身材的最好时机，对于自然顺产的妈妈，坐月子后，即产后的一至两个月，若身体复原状况良好，即可开始施行减肥；产后 3 个月内就可以做轻微的运动，如：骨盆腔底的肌肉收缩、收缩腹部和提臀。而剖宫产的妈妈，应视产妇的伤口复原状况而定，必须等手术完的 24 小时、排气之后，才可以下床走路，或做些轻微的活动，至于何时才是减肥的好时机，最好是等拆完线，回家静养的产后三个月后，再开始实行。

　　因为在这段时间新妈妈的体内脂肪还处于游离状态，未形成包裹状的难减脂肪。而且，这段时间减肥，皮肤弹性的修复难度会比较小。产后两三个月，月经就会恢复正常，即内分泌及新陈代谢逐渐恢复正常，这个时候选择正确的瘦身方法，不但不会影响哺乳，还会让奶水更通畅。不过，未能在产后六个月瘦身完毕的新妈妈也不必担心，只要掌握饮食技巧，适度运动，照样能够恢复原有身材。